PSYCHIATRY

# 精神医療

2018

批評社

**特集**

## 働くことの意義と支援を問う

責任編集：大塚淳子＋古屋龍太

no.91

編集：『精神医療』編集委員会

**巻頭言**

# 真に多様な働き方が実現できる
# 社会づくりに向けて

## 大塚淳子

Otsuka Atsuko
帝京平成大学現代ライフ学部・教授
本誌編集委員

「金になる仕事を取ってこい！」

新規開拓先から受注した仕事を持ち帰った日、印刷係長に怒鳴られた。事業所の説明をし、「障害者に大きな仕事は任せられないけど、これなら」と先方から渡されたのは、カーボン式伝票だった。量が多く良い仕事だと思ったが、カーボン加工は自前で対応できず下請けに出すため、売り上げにつながらないと叱られた。「どういうものが金になるものか勉強しろ！　工場内を歩いて来い！」と言われ、制作係長のもとに向かった。

「同じ条件では速さや正確さで勝てない事は確かにあるかもしれない、そこをどうしたらいいか考えるのが、俺たちの仕事じゃないのか。」「お金になる仕事、付加価値の高い仕事だよ。うちにはコピーライターやイラストレーターもいるし、クリエイティブな仕事を取ってきてくれたら、力を発揮するよ、なあ。」

振り向いた先にいた車いす利用の若者は「そうだよ、僕たちは夢を売る仕事するからね」と、車いすごと一回転しながら言った。係長の「クリエイティブな仕事」、「それにしても、障害者には大した仕事ができないからと言われて、そのまま帰って来たのか」と言われたことと併せて、心に刺さったことを鮮明に覚えている。

これは筆者が最初に勤めた東京都下の印刷事業を主とした身体障害者授産施設（当時）での出来事である。学生時代に継続してボランティアに通い、地域との交流目的のバザーやお祭り、車いすマラソンなど、障害がある方々の余暇や文化的活動、地域社会での活動に参加させていただいた。観光名所へのバス旅行に同行し介助などする中で、障害のある人もない人も一緒に楽しむことを阻害される状況が如何に多いか、さまざまなバ

リアや差別を実感し、憤りを覚えたり悔し涙を流したこともある。当時の体験は、今でも活動の原点にあり、財産である。就職のご縁をいただき、障害がある人の仕事の現場で、当初は営業職として携わることとなった。すぐさま、障害がある人が働くことの困難さや、自身の未熟さと研鑽の必要性を痛感することとなった。役所や各種福祉施設、学校、病院や中小企業などを、先輩たちから引き継ぎ、新規開拓も命じられていた。

　障害者権利条約では合理的配慮が求められている。作業能力と環境の関係を考えやすく対応しやすいのは、身体障害であると思う。障害者個人の能力向上以上に環境改善が重要という視点を早くに学ぶこととなった。その後、生活指導員となったが、混合利用が始まり知的障害や発達障害のある方を迎え入れたときや、職親制度の利用で作業所から精神障害のある方を迎え入れた際に、スタッフと話し合い、個別の状況に応じる業種や働き方を環境として整えることに対し、心を砕いた経験を持つ。一般的に、身体障害と比べると、知的障害や精神障害はコミュニケーションの困難の度合いが高く、一方で身体障害や知的障害と比べると、精神障害は就労困難に関する安定度に波があるといえよう。しかし、我が国は、就労困難度ではなく、手帳等の障害等級でサービスが決められることが多い。障害程度区分から支援区分認定へのマイナーチェンジがあって久しいが、一人一人の希望の生活を叶える為の支援設計を共にしていく仕組みにはなっていない。障害程度区分の見直し検討の際に要望があっただけに残念だ。
　中村敏彦氏は「基本的人権と労働の権利の意義を問う」総論的原稿を執筆くださった。

## 障害者権利条約、憲法に謳われていること
　本特集の責任編集は荷が重いと感じつつ、筆者自身が働くことの支援の現場から仕事に就き始めたことを改めて省みる機会に繋がっている。また、本特集は、さまざまな観点から時宜を得たものとなったと考える。

　2014年1月、我が国は障害者権利条約を批准した。障害者が他の者との平等を基礎に、自立した生活を送るためのインクルーシブ社会を築くことを目指し、締結国として責任を負うこととなった。条約第27条は「労働及び雇用」に関する項目である。（以下仮訳抜粋）
　　1　締約国は、障害のある人に対し、他の者との平等を基礎として、労働についての権利を認める。この権利には、障害のある人にとって開かれ、インクルーシブで、かつ、アクセシブルな労働市場及び労働環境において、障害のある人が自由に選択し又は引き受けた労働を通じて生計を立てる機会についての権利を含む。

大塚淳子

締約国は、特に次のことのための適切な措置（立法措置を含む。）をとることにより、障害のある人（雇用の過程で障害を持つこととなった者を含む。）のために労働についての権利の実現を保障し及び促進する。

　権利条約批准から4年が経過し、日本の現状はどのように評価できるだろうか。肯定的な評価を下す政府レポートに対し、日本障害者協議会（JD）などが作成するパラレルレポート案を見ると課題や改善点は山積している。オランダは、すでに国連の権利委員会から、障害者の就労支援策について厳しい勧告を受け、改善策を取り始めているという。

　2018年度に入り、複数の景気動向調査では景気回復継続見込みをレポートしている。しかし、国民の多くは実感を持てない様子との報道も同時にある。2017年10月の日経新聞記事によると、2017年上半期の倒産件数は前年同期比で約0.1％増の4220件、全体の7割強を零細企業が占めるという。また、前年同期を上回ったのはリーマン・ショックが起きた08年度以来9年ぶりとのこと。本業の稼ぐ力が足りない企業は多く「倒産件数は今後、徐々に増えていく可能性がある」（東京商工リサーチ）という。「主な原因は人手不足で、人材を囲い込むために人件費が膨らみ、零細企業の痛手となった」とある。
　同じく東京商工リサーチが5月10日に発表した記事によると「2017年（1−12月）の「障害者就労継続支援事業等」の倒産件数は23件（前年比109.0％増）になり、過去最多だった2016年（11件）の2倍増に達し、最多件数を更新した。また、2017年に倒産以外の「休廃業・解散」などで事業活動を停止した事業所は39件（同2.6％増）で、倒産件数の1.7倍に達する水準で、「障害者就労継続支援事業等」を取り巻く経営環境の厳しさを浮き彫りにした。」とある。今回の特集契機ともなった岡山県の事業所も含まれる。

　我が国の憲法第27条には、「すべて国民は、勤労の権利を有し、義務を負う」とある。
　同25条の第1項で保障される生存権の実現を考えるとき、安定雇用の確保は不可欠となる。また、生存や生活維持、安定のためだけでなく、働くことによって人が得るものには、人とのつながりや社会的役割、精神的安定、自己実現、夢の実現などがある。本号テーマについて話し合った編集委員会の直前には、就労継続A型事業所で多数の障害者が解雇される事件が、しかも連続的状況として報道された。その後も同様の事件が相次ぎ、現在も事件の余波は続き、多くの障害者や家族、関係者の暮らしに経済的なことのみではない深刻な影響を及ぼしている。西谷は「安定的雇用と解雇」について以下のように述べている。
　「安定的雇用の保障は……重要な人格的利益にかかわっており、憲法27条第1項によ

る労働権の保障には、こうした人格的利益の保障という趣旨も含まれていると解される。解雇は、労働者からそうした生きがいや喜びと言う人格的利益を奪うものである。」

報道にあるが、多数の障害者は、「突然」だったと訴えている。まさに、一方的に多くを奪うこととなった労働契約の解約が解雇である。一連の報道の最初となった岡山県内事業所の実態等につき、その後の動きも含め、多田伸志氏と武内陽子氏に執筆いただいた。

「働き方改革関連法案」が第196回国会に上程され、当初は目玉法案とされていた。法案上程理由に記載されている内容から、一部抜粋する。「労働者がそれぞれの事情に応じた多様な働き方を選択できる社会を実現する働き方改革を推進するため、(中略) 国による労働に関する施策の総合的な推進に関する基本的な方針の策定等の措置を講ずる必要がある。」これだけ読むと、まさに、と頷きたくなる。しかし、法案の具体的内容は、長時間労働の是正、いわゆる「高プロ」に適用する労働時間制度、パートや派遣労働者等と正規労働者との待遇格差是正などに焦点化されている。検討材料の調査データ不備や過労死問題から強い反対がある中で強行採決されそうである。

現在は多様化というよりは、非正規と正規や、総合職や専門職と一般職との二極化が激しい。実際には、若者と中高年者や、障害者と健常者のような二極化もある。求められるのは、すべての労働者にとって疎外されない良質な労働環境と個々に応じた働き方の実現とその検討である。

## 雇用率や就職者数の増加に誤魔化される働き方、働くことの質、意義

改めて、「働く」ということについて考えてみたい。時代の変遷とともに「働く」イメージは大きく異なる。将来は多くの業種がAIに奪われているのかもしれないなど、最近よく聞く話である。実際に、スマホやメールなどの通信媒体の活用が前提の今の仕事ぶりを、かつては想像できなかった。今後も変化し続けるだろう。

筆者は、「家族など周りの人を楽にする」という意味のやまと言葉が由来とされる「働く」という言葉が好きで、よく学生にも、「次に仕事を受け取る人の事を考えて動こう」と話している。また、勤勉という意味の「勤しむ」は、いそいそと仕事をするとか、嬉しくて弾みがつくように主体的な仕事ぶり、をいうらしい。

しかし、政策上頻出される、労働 (labor) の語源を辿ると、労苦や拷問などとある。菊野によると、18世紀においては、「労働者とは『人足』とか『強力』のように「職業として、重い荷物を運んだり、激しい動きをしなければならない、肉体的に骨の折れる仕事をする者」のことであり、「労働とは、人間が生きる必要のために余儀なくしなければ

大塚淳子

ならない毎日の働き（日課）のことであった」。jobも同義という。一方で、ワーク（work）は、作品とも訳せるように、芸術家や職人の如く、働くことが自分の存在の証明であることを意味しているという。日本では、高度経済成長期、産業構造の変化を伴い、いわゆる職人が減り、雇用による賃金労働者が中心となっていき、労働力競争が激化した。また、アンペイドワークの問題として議論される、家事や育児や介護は、その過程で徐々に対応を迫られる政策課題となり、種々の法制度化やサービスを生み、賃金労働の職域になった。現代社会で大きな需要があるこの領域は、いまだに量・質ともに人材不足が深刻な問題である。看護や介護領域における外国人労働者の受け入れについて、政府資料には、「労働力不足への対応ではなく、二国間の経済活動の連携の強化の観点から、経済連携協定（EPA）に基づき、公的な枠組で特例的に行うものである。」とあるが、外国人労働者の労働環境にも多くの課題があることは知られており、やはり労働「者」であるより労働「力」への期待が高いと考えられてしまう。

　高度経済成長を果たすべく、日本では労働政策が主要な社会政策とされた期間が長い。その間、雇用者数、雇用率、GDPなどさまざまに成長度の指標が示され、それは今も続く傾向であるが、多くは量的に測定され、必ずしも質は問われていない。物質的豊かさは増えたとの指摘もあるだろうが、労働者を生産能力の多寡で競わせる選別社会を強化する過程は、結果として労働環境から疎外される人を多く生んできた。本誌88号の特集「貧困と精神医療」ではこうした状況について取り上げた。

　地縁社会や共同体の崩壊が進む中、賃金労働から疎外されていく人への所得保障やその生活支援の充実は社会保障政策に求められる。その充実も伴って、真の経済成長ではないかと個人的には思うが、我が国は、労働の疎外が進む状況下においてすら所得保障の充実を図るべき社会保障の施策は引き下げ方向に動いている。

　障害者が働くことは、障害年金や生活保護の制度と併せ考える必要がある。昨今BI（ベーシックインカム）についての議論が増えている。書店にもコーナーができ、フィンランドでは現在BIに関する政策実験中と聞き、関心が高まる。労働により生活維持のための所得を得られない人の所得保障策は、働き方の検討とセットでなければならない。

**「労働は商品ではない」**（1944：ILOフィラデルフィア宣言）
　ILOは悲惨な戦禍への反省として、労働問題の解決が世界の平和につながるとの強い信念のもと、第一次世界大戦後の1919年に設立され、後に国連の専門機関となった。フィラデルフィアで行われた第26回会総会で、国際労働機関の目的及び加盟国の政策

の基調をなすべき原則に関する宣言が採択された。「労働は商品ではない」は冒頭の一文である。

　また、後段には、「永続する平和は、社会正義を基礎としてのみ確立できるという国際労働機関憲章の宣言の真実性が経験上充分に証明されていると信じて、総会は、次のことを確認する。」とあり、幾つかの項目が並ぶ。3項目のみ以下に抜粋する。

(a)　すべての人間は、人種、信条又は性にかかわりなく、自由及び尊厳並びに経済的保障及び機会均等の条件において、物質的福祉及び精神的発展を追求する権利をもつ。

(b)　このことを可能ならしめる状態の実現は、国家の及び国際の政策の中心目的でなければならない。

(c)　国家の及び国際の政策及び措置はすべて、特に経済的及び財政的性質をもつものは、この見地から判断することとし、且つ、この根本目的の達成を促進するものであり且つ妨げないものであると認められる限りにおいてのみ是認することとしなければならない。

## ディーセント・ワーク（Decent Work）を目指して

　ILOは1999年の第87回総会で「ディーセント・ワークとは、権利が保障され、十分な収入を生み出し、適切な社会的保護が与えられる生産的な仕事を意味します。それはまた、全ての人が収入を得るのに十分な仕事があることです。」と事務局長が報告をして、ディーセント・ワークをILOの活動の主目標と位置づけた。日本では、「働きがいのある人間らしい仕事」と訳され、政府は「日本再生戦略」で実現目標に掲げている。超党派の国会議員による議連は、就労支援や障害者雇用の関係者との勉強会などを持ち、障害者にとってインクルーシブでディーセントな雇用・就労の促進に向けた提言を行っている。久保寺一男氏は、本動向や海外の政策動向に触れて執筆くださった。

## 障害者の働く権利

　果たして、我が国で障害のある人にとって働く権利は保障されているのか、その支援策はどうなっているのか。

　2010年、権利条約の批准を急ぐ政府に、条約に照らし遵守されていない現状の問題を訴え、当事者・関係団体が異を唱えて国内法の整備が優先されたことは周知である。国内法整備において、労働および雇用については、障害者総合支援法における就労支援のメニュー強化や一般就労の促進が盛り込まれた。また、雇用における合理的配慮の検討がなされ、障害者雇用促進法の改正などが実施された。改正障害者雇用促進法におい

て雇用率の母数に対する精神障害者の算定措置は経過措置期間があるものの、いよいよ2018年度から施行となった。数の上では、障害者、特に精神障害者の雇用率は確かに上昇している。

　以前から、各地で精神障害者の居場所作りに力を注いできた方々の存在や活動があったが、法外施設であったそれらは、障害者自立支援法によって、法内施設へ移行することとなり、多くが就労継続B型を選び（選ばざるを得ず）、居場所機能は縮小された。
　福祉的就労から一般就労への掛け声とともに、就労移行支援事業所への期待が高まった。しかし、日額や人数割りの個別給付方式は、精神障害の特性を配慮した運営には厳しいものとなった。特に矛盾を抱えたのは就労継続A型事業所である。障害者総合支援法の事業メニューとして、利用料を払う福祉サービスの位置づけでありながら、雇用契約を結び最低賃金の支給対象となり、ハローワークによる斡旋先にもなる。障害者総合支援法のサービスであるので実施主体は市町村であり、障害者の雇用について所管でもある都道府県の労働局との間で責任が曖昧である。利用者なのか労働者なのか、福祉政策なのか雇用政策なのか？　位置づけの中途半端さは、多数解雇された人々への、または倒産した事業所運営への、監督責任の不明ぶりによく窺える。人を護るためにあるはずの政策自体に、構造的な問題や矛盾が多くある。森克彦氏や山本美紀子氏には働くことの支援現場からの思いを執筆いただいた。

　多く生産するだけが労働ではない。社会との関係を築き、社会的役割を得て地域社会に貢献し、生きがいを得る、人々が協働して社会活動を行い、社会資源を生み育てる。その中で賃金を得ることにつながるものもあるし、そうではない働きもある。
　かつて、病院内喫茶店の運営をDCやOTのプログラムとして禁止するとの厚労省からの指導を受け、地域の作業所に委託し、営業再開できた時のこと。それまで小規模作業所で内職を事業として行ってきたメンバーが病院内喫茶で働くこととなり、初日にジャケットと蝶ネクタイをしてきて、注目を浴びた。「ウエイターのデビュー日だから」と満面の笑みだった。スタッフは「いつもジャージなのに」「いつもと全く違う」と驚いていた。
　一人ひとりの存在や能力、希望を尊重した多様な働き方を権利として保障するためには、環境整備やそのための人材が質・量ともに不可欠である。障害特性を理解し、福祉専門職による支援加算があるように、障害のある個々人の力を発揮できる仕事の営業や開発に長けた力を持つ職域や業種開発者への加算があってもよい。地域社会とつなが

り、多くの社会資源が交わり、障害がある人が多様に働き、その場が地域社会の住民にとって大切な場となることが望まれる。その環境整備にかける財源は利用者への支援のみを対象とする今の個別給付方式では作れない。また、人の配置の仕方も福祉施策としてのみ考えると狭くなり、仕事の開発や環境改善に関する多様なアイデアが生まれにくい。

精神障害に関する労災認定は増え続け、ストレスチェック制度が施行され、日本の労働問題を扱う海外の記事には「karoshi」と表現される。一般の雇用者にメンタルヘルスの問題は増え、休職や退職を経て、精神科医療や障害福祉サービスへアクセスする人の数も増えている。リワーク支援を行うDCや障害福祉事業所は増えてきている。しかし、医療と福祉、労働のそれぞれの現場の繋がりが円滑かと言えば、まだ課題も多い。長く医療に囚われていた精神障害者が地域で働くことと、厳しい経済状況の中で健康をすり減らしながら働き病んでいく人々、病まないように予防できている人の境は低くあることが、好循環を生むのではないかと考える。西尾雅明氏には精神科医療の観点から執筆いただいた。

## おわりに

障害のある人が働くということを、労働と福祉の一体的な政策として取り組むことで、もっと豊かな知恵や工夫が生まれるのではないだろうか。既に日本には、福祉就労か雇用における障害者支援の場かを問わず、先駆的な取り組みが行われ、また成功し発展している事業所や企業や組合は幾つもある。

人は何故働くのかという問いは、昔から哲学的に重ねられているが、障害や性別等にかかわらず、誰もが働きがいのある人間らしい仕事をできる社会、労働者の尊厳が護られる社会の実現について、本特集を通して考える機会となることを願う。

[引用および参考文献]
＊「人権としてのディーセント・ワーク」西谷敏、旬報社、2011.
＊「現代社会と労働」菊野一雄、慶應義塾大学出版会、2003.
＊「詳説　障害者雇用促進法〜新たな平等社会の実現に向けて」永野・長谷川・富永編、弘文堂、2016.
＊「精神保健福祉ジャーナル　響きあう街で83号」やどかり出版、2018.1
＊「欧州における障碍者の中間的就労分野に関する海外視察〜オランダ・ドイツ訪問調査報告書」公益財団
　法人日本財団、全Aネット、2018.4
＊東京商工リサーチ「データを読む」(20180510) http://www.tsr-net.co.jp/news/analysis/20180510_07.html
＊障害者権利条約 パラレルレポート JD草案／日本障害者協議会 (20180525) http://www.nginet.or.jp/jdprrp/

大塚淳子

PSYCHIATRY

# 精神医療

2018

批評社

ブックデザイン＝臼井新太郎
組版＝字打屋

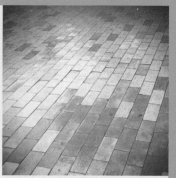

**特集** 働くことの意義と支援を問う

巻頭言※真に多様な働き方が実現できる社会づくりに向けて
……………………………………………………………………………………大塚淳子●002

座談会※働くことの意義と支援を問う
――就労支援の商業化の中で ……………藤井克徳＋平野方紹＋大塚淳子＋[司会]古屋龍太●012

障害者就労支援制度におけるＡ型事業の課題と可能性を考える
……………………………………………………………………………………久保寺一男●041

大量解雇問題から今、思うこと
…………………………………………………………………………多田伸志＋武内陽子●049

基本的人権と労働の権利の意義を問う
……………………………………………………………………………………中村敏彦●054

障害福祉サービスの就労支援と就労の意義
……………………………………………………………………………………森　克彦●063

私たちは「誰のために」「何のための」支援をするのか
……………………………………………………………………………………山本美紀子●072

精神障害者の就労支援と精神医療の相互支援について
――実際にどのような連携が可能か ………………………………………西尾雅明●081

編集＝『精神医療』編集委員会
責任編集＝大塚淳子＋古屋龍太

# no.91

## コラム＋連載＋書評

視点──52＊生活保護引下げからこの国の姿を見る
……………………………………………………………………………………… 永瀬恵美子●090

連載＊異域の花咲くほとりに──7
人格障害について
……………………………………………………………………………………… 菊池 孝●096

連載＊神経症への一視角──4
神経症から不安障害へ
──神経症の軽症うつ病への取り込み（2） ……………………………… 上野豪志●104

連載＊──3
精神現象論の展開（3）
……………………………………………………………………………………… 森山公夫●111

コラム＊ 今、高等学校で求められる支援
……………………………………………………………………………………… 富島喜揮●120

書評＊『社会的入院から地域へ──精神障害のある人々のピアサポート活動』
加藤真規子著［現代書館刊］ ……………………………… 砂道大介＋桑野祐次●124

紹介＊『私たちの津久井やまゆり園事件──障害者とともに〈共生社会〉の明日へ』
堀利和編著［社会評論社刊］ …………………………………………… 高岡 健●128

編集後記………………………………………………………………… 古屋龍太●129

次号予告…………………………………………●123

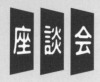

PSYCHIATRY no.91

# 働くことの意義と支援を問う

就労支援の商業化の中で

出席者

| 藤井克徳 | 平野方紹 | 大塚淳子 | 古屋龍太（司会） |
|---|---|---|---|
| 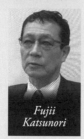 | 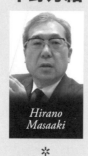 | 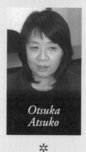 | 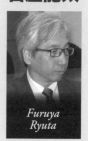 |
| *Fujii Katsunori* | *Hirano Masaaki* | *Otsuka Atsuko* | *Furuya Ryuta* |
| ※ | ※ | ※ | ※ |
| 日本障害者協議会・代表／きょうされん・専務理事 | 立教大学コミュニティ福祉学部・教授 | 帝京平成大学現代ライフ学部・教授、本誌編集委員 | 日本社会事業大学大学院・教授、本誌編集委員 |

特集 働くことの意義と支援を問う

2018年2月25日／立教大学池袋キャンパスにて収録／写真:古屋龍太

## ■今、地域で起きていること

**古屋**●今回の特集号で「働くことの意義と支援を問う」というタイトルを掲げることになったきっかけとして、就労継続支援A型事業所[*1]（以下「A型」と略す）のあちこちでの破綻があります。A型については、できた時から結構怪しい事業所が全国にありました。特に中京圏・関西圏で、精神科デイケアや就労継続支援B型事業所[*1]（以下「B型」と略す）に通っている利用者や通えないでいる人に、最低賃金を保障する形で客を集めていた。実際に働くことは難しくても、障害サービス報酬をそのまま横流しするような形で、ご本人たちに賃金を提供してやっているブラックな事業所の存在は、かなり早くから指摘されていて、それに対していよいよ厚生労働省（以下「厚労省」と略す）も歯止めを打ち出したので、あちこちで資金が回らなくなって破綻してきたという経緯があります。

　このA型の事業所破綻と解雇問題の続出は、今の障害者総合支援法に至る障害者自立支援法（以下「自立支援法」と略す）以降の就労継続、就労移行の支援等の制度の根幹にかかわることです。障害者福祉に持ち込まれた新自由主義的な政策の流れが営利企業の参入を招き、ブラックな現場を生み、営利追求の傾向が加速している現状があります。今年4月からの障害報酬の改定についても、より鮮明に自立支援／就労支援といった方向がはっきりしてきています。B型事業所を中心にあちこちの現場から、今の報酬では人員をカットせざるを得ないとか、現場での当事者とかかわる時間にゆとりが無くかかわりが薄くなっているという嘆きや、このままでは事業所を維持できないという悲鳴が聞こえてきています。

　この「精神医療」誌では、ここ2年間で2回、地域の特集を組んでいます。一つは、89号の「精神科デイケアの行方」（2018年1月発行）と題した特集です。1980年代から増加していった精神科デイケア（以下「DC」と略す）は、作業所や事業所と違う形で地域の生活を支える場になっていましたが、あくまでも医療・リハビリテーションとして追求されるべき場であることから、長期に漫然と通う患者に対して診療報酬上の歯止めがかかり始め、報酬点数が一昨年より減算化される方向が明確になりました。地域生活支援の場になっていた精神科DCが、より医療に純化することを求められる中で報酬額がどんどん低減し、維持できなくなり減少に転じています。特に大都市圏では、障害報酬との絡みで、利用者が皆A型に流れ始めているので、DCに来る人がどんどん減り、

---

*1　就労継続支援A型／就労継続支援B型事業所……一般の事業所等に雇用されることが難しい障害者に、就労の機会を提供して生産活動や社会活動を促すことを目的とした、障害者総合支援法第5条14項に定められた事業所。「A型」は事業所と障害者が雇用契約を結ぶため最低賃金が保証され給料をもらいながら利用する。一方「B型」は事業所と障害者が雇用契約を結ばず、作業に応じた工賃を支給されながら利用する。

病院や診療所がDCを維持できなくなっている。いわば、地域で医療と福祉、診療報酬と障害報酬の仕組みの中で、利用者の奪い合いが始まっているということがある。その特集を前回に組みました。

もう一つ、87号で特集を組んだのが「多機能型精神科診療所」(2017年7月発行) です。既に多機能型精神科診療所研究会が出来て拡がりを見せています。あちこちの精神科DCを基盤としたクリニックが、DCだけではなく訪問看護ステーションを開設したり、障害福祉分野のA型やB型、就労移行支援事業[*2]も立ち上げ、相談支援事業所[*3]や地域活動支援センター[*4]を設けて、さらに介護保険の事業所も併設していく。いわばクリニック総体で、医療から福祉から介護まで地域で丸ごと全部担えるようにしようというものです。自治体から委託を受けて「地域精神保健福祉センター(仮称)」として、街中に暮らす在宅の方への支援環境を全部提供していくという構想を打ち出しています。全ての機能をそこまで集中しているところはまだ少ないですけど、あちこちで多機能型診療所化を目指していて、精神科病院の病床数を減らし地域で支える体制を作ろうという国の政策にも沿うことから、厚労省の方も結構、後押ししている。この動向をどのように評価するのかと特集を組んだ時に、これこそが、精神科病院の脱施設化を進めて地域での支援体制をつくるべく大きな可能性を持っているんだという方がいる一方で、医療による地域の住民の囲い込みが始まったという批判がある。医療は自分のやるべきことは限定的に考えるべきであるのに、障害福祉から介護まで全部を医療の傘下に収めようとしている、こういう在り方はネットワークではないし、むしろいろんな機関と多様な文化でつながりあっていくのが、地域での連携だと。そういった意味では全部医療のパターナリズムの下に入れることになってくるという批判と相半ばしています。

これらの地域特集を2回やったのを踏まえて、今回はその障害福祉分野での働くこと

＊2　就労移行支援事業……就労を希望しており通常の事業所に雇用されることが可能と見込まれる65歳未満の障害者に対して、生産活動や職場体験などの機会を提供し、就労に必要な知識や能力の向上のために必要な訓練、就労に関する相談や支援を行う。利用期間は24ヶ月以内で、一般の事業所に雇用につながった移行率や、職場につながった定着率によって、事業所に入る報酬単価は変動する。

＊3　相談支援事業所……障害者が自立した日常生活や社会生活を送ることができるよう、障害者からの相談を受け支援を行う障害者総合支援法に基づく事業所。ケアマネジメントを担う「計画相談支援」と障害者の相談全般にあたる「基本相談支援」を行う「指定特定相談支援事業者」と、地域移行・地域定着支援を担う「地域相談支援」と「基本相談支援」を行う「指定一般相談支援事業者」がある。障害福祉サービスなどの利用計画の作成や地域生活への移行・定着に向けた支援など、障害者にかんする全般的な相談支援を行う「相談支援専門員」が配置されている。

＊4　地域活動支援センター……創作的活動・生産活動の機会を提供することにより、社会との交流を促進し、自立した生活を支援する障害者総合支援法に基づく福祉施設。「障害福祉サービス事業」とは異なる市町村が行う地域生活支援事業の一つで、目的によりⅠ型、Ⅱ型、Ⅲ型に分かれる。

の意義と支援を問いたいと考えています。ただ、障害福祉サービス事業所単独の問題ではなくて、今の精神科DCとか、多機能化の診療所と結構関係して、これからの地域で働くことも含めた支援をどうしていくのかにつながってくると思っています。そういった背景があって、今日の座談会を設けさせていただきました。

## 障害者自立支援法以降の評価

**古屋**●まず、今の状況を生んでいる自立支援法以降の制度体系の流れを、どのように評価するのか、総論的なところからご一緒に考えたいと思います。自立支援法による個別給付化[*5]導入によって、各現場がどうなってきているかですね。名称はその後「総合支援法」になりましたけれども、法の目的として「自立」という概念が一番中核におかれているのは確かです。当事者に自立を求める現行制度の中で、特に働くことや、就労移行支援、就労継続のA型・B型のポジションはどうなるのか。A型や就労移行についても、支援現場が急速に市場サービス化して企業が参入する中で、支援の中身が問われる状況にあると考えています。スタッフのかかわりも変質してきているし、利用者のセレクトも顕著になってきている。そういった現状について、まず大雑把に全体をとらえて、今の状況をどう考えたらよいのか、お二人からそれぞれ語って頂ければと思いますが、いかがでしょうか。

**藤井**●古屋さんの趣旨説明で、全体像がよく見えたように思います。そのうえで、まず言いたいことは、自立支援法以降も、後継法の障害者総合支援法以降も、日本の精神障害者政策の基調は入院中心主義・医療中心主義の域を出ていないことです。脱施設化、本当に社会的入院問題を解消するというのであれば、私は次の4つの施策が本格的に講じられなければと考えます。

　一つは今日の本題である働く場、あるいは日中の活動の場の在り方です。2つ目は、居住の場です。3つ目は本格的な所得保障をどうするか。4つ目は家族依存からの脱却、つまり扶養義務制度の見直し。この4つがある程度の水準になければ、実質的な脱施設化はならないと思います。もう一つあるとすると、民間医療機関の経営問題です。社会的入院者がいなくなっても経営が成り立つ仕組みをどう政策誘導するかです。この点の答えははっきりしていて、基本は通院中心の精神医療にシフトしてもペイできるように

---

＊5　個別給付化……従来の障害者福祉にかかわる事業は、月単位の包括払いによる補助金で賄われていたが、障害者自立支援法以降はサービスとして商品化され、A型・B型等の訓練等給付については利用者の参加日数に応じた日割り計算による障害報酬が個別に給付されることとなった。

藤井克徳＋平野方紹＋大塚淳子＋［司会］古屋龍太

することです。

　先にあげた4つの施策は、障害者総合支援法と多少は関係しますが、障害者総合支援法の拡充、あるいは精神保健福祉法の拡充だけではどうにもならない課題です。とくに所得保障や家族負担の軽減と直結する扶養義務制度の見直しなどは、別の観点が必要です。わたしたちは、目の前の自立支援法や障害者総合支援法のみに目が奪われていますが、もう少し広い視野を持ちながら、いつも「本来はどうあるべきか」という観点を持ち合わせるべきですね。

　そこで、ただ今古屋さんから提起のあった自立支援法以降の流れの評価です。3障害の統合策や、施策の実施責任の主体を市町村に移すという点では評価できます。一方で、財政構造改革の社会福祉版と言われたように、随所に受益者負担策や公費削減策が埋め込まれています。たとえば、利用者に対する応益負担制度や日割り計算方式などがそれを表します。応益負担制度については、「障害者自立支援法違憲訴訟」によって、事実上撤廃されましたが。また、過度な成果主義や規制緩和策などの導入も気になるところです。あとで出てくるＡ型をめぐる問題は、規制緩和策の下で進んでいる株式会社の参入と深い関係があるように思います。

　少なくとも精神障害の分野からすれば、自立支援法以降の流れは余りいいとは言えません。率直に言わせてもらえば弊害の方が大きいのではないでしょうか。弊害の側面については、早期の修復が必要です。内閣府に置かれた障がい者制度改革推進会議において、ポスト自立支援法としての「骨格提言」がとりまとめられていますが（2011年8月）、修復に際しては重要な手掛かりになるのではないでしょうか。

　本日の、「働く」についての今の流れも、大きくは自立支援法路線の文脈に位置づけられています。少しずつ発展してきた地域を舞台とした民間の実践がゆがめられているような感じです。いい意味での緩さや柔軟性が失せつつあります。出勤日数や平均工賃額など、余りに数字に換算しようとする考え方が強すぎます。就労支援策についても、精神障害者を主体とする観点からの舵の切り返しが必要ではないでしょうか。

**平野**●精神障害者に着目して自立支援法以降の福祉について評価すると、行政面では、前進した面も確かにあります。例えば、ホームヘルプ制度に関しては、自立支援法以前は身体障害・知的障害者については市町村は義務的給付ですので、ヘルパーの申請があり、市町村が認定すれば給付するしかありませんが、精神障害者に対しては市町村は任意事業ですので、もう予算がありませんとなれば給付しなくてもいいし、不給付への不

---

＊6　応益負担……サービスを受ける利用者が、受ける利益に応じた経済的負担をさせる仕組み。これに対して、利用者の所得による経済的支出の能力に応じた負担を行うのが「応能負担」。

服申し立てもできなかった。それが自立支援法による3障害統合により同じ扱いになり、制度格差がなくなったことなどです。

　ここで現在の総合支援法のサービス利用の現状を見てみましょう。大人の障害者では平成28年・29年の2年間を比較すると、身体障害者の利用の伸び率が1.5%、知的障害者が3.7%、それに対して精神障害者は8.7%、精神障害の伸び率が一番が高いのです。身体障害の6倍、知的障害の2倍のペースでサービス利用が増えています。また、利用者数でも、現在は身体障害者が21万人、知的障害者が38万人、精神障害者が19万人です。自立支援法・総合支援法施行前は桁数が違っており、精神障害者の福祉サービス利用は1万人弱でしたから、大きく伸びてきたというのは事実です。そういった意味では、これまで遅れていた精神障害者の福祉を促進してきたという評価はできると思います。

　こうしたプラス面の一方でマイナス面もあった。先ほどの藤井さんの発言に同感ですが、自立支援法も総合支援法も「自立」を前面に掲げたことです。「自立」を重視するのは良いのですが、「自立」を「経済的な自立」、つまり障害者が働いて稼ぐ、自活することと定義して、限定してしまったことです。こうすることで、社会一般の自立と障害者の「自立」が同じになったので、民間企業の参入が可能になったのです。しかし、自立を同じように議論することは障害者にとって無理があります。また、障害者を、経済的に「自立できる」障害者と、生活介護に代表される「自立できない障害者」に分断してしまったという大きな問題があります。[*7]

## ■就労支援のマーケット

**平野●**また、施設や事業の経営的な面でも大きな問題が浮上しました。報酬の日割の導入です。措置制度の時代は、施設や事業所を開設するときは、仮に20名定員とすれば、実際の利用者が20人いるかが経営が成立する採算点でした。つまり20名定員という市場（マーケット）が成立するが問題でした。しかし支援費制度以降はそれに日割りの問題が入り、市場に加えて、密度や利用の頻度という要素が加わりました。つまりそれぞれの利用者が実際に何日利用してくれるのかが問題となり、これが経営の打撃となりました。経営が成立するだけの「お客さん」が通ってくれなければならない。そうなると各施

---

＊7　生活介護……常時介護等の支援が必要な障害者に対して、地域や入所施設において、安定した生活を営むために、主として昼間に、入浴・排せつ・食事等の身体介助、調理・洗濯・掃除等の家事援助、生活等に関する相談や助言、その他日常生活上の支援、創作的活動や生産活動の機会の提供、身体機能や生活能力の向上のために必要な援助等の提供を行う。

設・事業所のマーケットは広がらざるをえません。そしてマーケットが広がらないと利用者の奪い合いになるというのは、この「密度論」が導入されたことが背景にあります。

　さきほど古屋さんの言われたような奪い合いが起きているのは、単純に言えば従来はマーケットに何人の「お客さん」がいるのか、そこから何人を確保するのかで経営が成立したのですが、密度という要素の導入で、実利用を確保するために定員を上回る利用者を確保したり、できるだけ確実に利用して入れる「安定した利用者」を確保することが求められ（これが出来なければ経営は一気に赤字になるなど）経営に相当の打撃を加えています。

　もう一つが、成績主義の各方面への導入です。ここでカギになるのは、その成績のスケールの取り方、何を物差しにするかです。問題は、それが必ずしも福祉的な物差しでないことです。今回の報酬改定で、A型では、従来の、活動時間で報酬ランクを決めるのではなく、賃金が発生する就労時間を物差しとして報酬ランクを決めます。またB型では、作業工賃を物差しにして報酬ランクを決めます。しかし賃金と自立がイコールではありませんし、生活の質ともイコールではありません。そこを見ないで賃金とか時間という物差しだけで決めるのでは、福祉的ニードとのずれは大きくなってきます。

**古屋**●今、平野さんから指摘していただいた事柄が、端的に表れているのが精神障害の方たちですね。確かに数は伸びていますが、密度ということでは通いの場に毎日通ってくることができない。その安定しないところが障害特性でもあり、精神障害の方が主に通っている事業所がどんどん厳しくなってきている。それがA型に極端に顕在化した結果、制度的な破綻が生じてきているところがありますよね。

**大塚**●その通りだな、と思いながら伺っていました。今自分の中にいくつかキーワードを頂いたなと思っています。結局は利用者のセレクトにつながるような体系がどんどん推し進められていて、平野さんは「分断」という言葉でおっしゃられました。個別給付の仕組みで個別支援計画を大切にして一人ひとりの自立、ステップアップとかいろんな夢をかなえよう、自己実現をかなえるための相談支援や就労支援、医療型支援等を組み立てましょうと言っていたはずが、事業運営のための利用者になってしまった。主客が転倒していることがすごくわかりやすいなと思っています。その成果のスケールの取り方が福祉的でないというあたりの問題に対して、逆にスケールの持ち方や財政策というか、A型の報酬体系、人員体制等をどう組み立てれば理想に近づくのかなというところは、皆様のお話を伺いながら勉強したいと思ったところです。

## ■歪められた「自立」と「共生」

**藤井**●今の平野さんのお話に関係して、私は2つ、皆さんの意見を伺いたい。3障害統合は良かったというのは、私も平野さんも共通しています。余りにも精神がおざなりになってきたわけですから。ただし、その時にはき違えて、統合イコール共通だというふうなイメージを持ってしまったんですね。私は、政策水準における共通性と支援内容における個別性を区分けしてとらえるべきだと思う。今回統合というのはその政策の基本の統合や共通部分であって、他方、支援にあたっては障害の種別や程度に応じるというのが大切な観点です。くり返しになりますが、個別性を軽視するような支援は本当の支援にはならないのではないでしょうか。

　それから「自立」という考え方も、障害だけじゃなくて、例えば母子政策にしても、生活保護政策にしても、やたらとこの「自立」もしくは「自立支援」が登場します。そもそも、「自立」という概念には、自主性や内発性が備わります。他動的に立たせるというのは自立とは思えません。ご存じかどうか、脳性麻痺の機能訓練用具でスタビライザーというのがあります。空間認識をするために、バンドで固定して、いわば無理に立たせるという立位保持訓練の一つです。昨今の、自立政策は、まるでこのスタビライザーで立たせているようなイメージです。本来は大切な「自立」という概念ですが、すっかりゆがめられてしまった感じです。

　「自助」も同じですね。やはり自主性や内発性が伴っての「自助」であり、外側から「自助しなさい」というのはしっくりきません。明らかに誤っている自助論だと思います。障害者自立支援法は、「自立」「自助」の考え方をおかしくしてしまったのではないでしょうか。

**平野**●私も藤井さんの意見に賛成です。政策には「すりかえ」がしばしばあります。自立支援法制定過程では、当初は身体・知的・精神の3障害の中で、精神が立ち後れていたので、この遅れを取り戻し、大幅に引き上げて同じにしようという、いわば障害種別毎の差異を意識していましたが、いつの間にか、3障害みんな一緒でいいではないかと「すりかえ」られています。

　支援の内容に着目すると、障害が重度化すればするほど支援の専門性は違ってきます。重度化すれば知的障害と精神障害を同一の支援でとはなりません。本来の就労移行支援やA型のように、「就労」が目標であれば共通的な支援と言うことも考えられますが、障害が重度化すれば、やはり個別的な援助が必要で、それぞれにマッチした環境が求められるのですが、そこを「みんな同じ」とすりかえられています。

藤井克徳＋平野方紹＋大塚淳子＋［司会］古屋龍太

しかも自立支援法・総合支援法の「自立」は、「押し付けられた自立」です。本人が自立を望みサポートを受ける、そんな障害者自らの求める自立ではなく、「お前は自立しなければいけない」「(自立は当然のことで) 自立しようとしないことは認められない」という押し付けられた自立なので、障害者本人としてもモチベーションを持てません。

平成27年の総合支援法等の改正 (平成30年4月施行) の内容を見ると、なぜか改正時にあれだけ議論された意思決定支援やコミュニケーション支援がすとんと落ちています。障害者本人の意思決定・自己決定などの障害者の主体性に関わる部分が抜け落ちています。ここに今の政策の、言ってみれば「意識差」が現れています。このため「働く」が「働かねばならない」になっています。障害者が「働きたい」という視点が抜けています。これは移行支援やA型だけのことではなく、B型でもいえます。かつての共同作業所運動では、「重い障害を持っても働きたい」を実現するという障害当事者の立場からのスローガンでしたが、今はすべてが「働かねばならない」という「上から目線」になっており、障害者本人もつらくなっているのではないかと思います。

**古屋**●自立という言葉が、外からの強要になっているということですね。精神医療現場だと、昔から「病識」だとか「障害受容」だとか、専門職側が当事者に求めてきた歴史がありますが。「自立」という言葉が法制化された時点で、世界の障害当事者がIL運動[*8]とかCIL[*8]で追求してきた「自立」という意味とは全然違う形に変質してしまった。

そして障害分野だけではなくて、介護保険のほうでも高齢者の自立の支援が前面に打ち出されていて、そういった意味では「自立」という言葉が今の政府にとっても政策を決定していく時に重要なキー概念になってきている。その場合の自立というのは今まさに言われたように、本人自ら求める方向での自立ではなくて、できるだけ自立してくださいと。いろいろなサービス、報酬を使わないで済むように、コストを削減し財政的に負担にならないようにという、一連の社会保障政策の基底にある価値観になってきています。本来の字義とは違う形で新自由主義的な政策の中で「自立」という言葉に収斂されている。さらに、これからもっと脚光を浴びてくるのは「共生」という言葉ですよね。

**大塚**●最近、頻出の「地域共生」ですね。

**古屋**●「地域共生」という言葉は、確かに求められてきていたはずのものではあるけど

＊8　IL運動……自立生活運動 (Independent Living Movement) の略称で、障害者が自立生活の権利を主張した社会運動のこと。1960年代にアメリカのエド・ロバーツによって主導され、日本では1986年に中西正司を代表とする最初の自立生活センター(CIL: the Center for Independent Living)「ヒューマンケア協会」が設立され、現在「全国自立生活センター協議会」に加盟しているセンターは130ヵ所ある。障害当事者自身によって、障害者が地域で生活をするために必要な制度や社会の意識を新しくつくりかえることを目指している。

も。それが自助とか互助という言葉に置き換えられ、都合のいい「共生」という形で使われてきている。地域で公的責任のサービスがあまり投入されないまま、住民がお互いに「我が事、丸ごと」助け合って地域で生きていくんですよという意味での共生になり、公助というものが後ろに下がっていく。この国の社会保障制度全体の思潮自体が「自立」とか「共生」という言葉で一括りにされて、国の財政出動は極力抑えられ「他人事、丸投げ」になっている。そういう全体理解で宜しいですよね？

**平野**●アウトラインはその通りだと思います。

**藤井**●ちなみに「公助」という言葉は、辞書の代表格の広辞苑には載っていないんです。今年出された第7版を注目していたのですが、やはりありませんでした。

**古屋**●ああ、そうでしたか。

**藤井**●「公助」は、あくまでも「自立」を際立たせるための触媒用語のようなものです。「公助」は、正確には「公的責任」というべきです。自助→互助→共助→公助といった順序性も、いかにも語呂合わせの良さをうまく生かしていますが、順番そのものも社会保障の本質からは違和感があります。いずれにしても「公助」については、気をつける必要がありますね。

**古屋**●日本語としては無いわけですね。

**藤井**●ついでに、「わが事・丸ごと」政策にも触れておきましょう。この政策のベースに「共生論」があります。この共生という考え方の元に、障害者も、高齢者も、子どもも、生活困窮者も、福祉事業を一体的に展開できるようにしようというのです。まず指摘しなければならないのは、社会福祉対象者のみの共生は、本物の共生論ではないということです。たとえば、障害者権利条約でいう共生＝インクルーシブは、障害のある人と障害のない市民との一体化を促進しようとする考え方です。これこそが共生論の本質です。

　「わが事・丸ごと」政策の背景には、財政論が見え見えです。社会福祉事業の効率運用を考えて居るのです。まずは本当の共生を追求すべきで、その基本の上に障害者や高齢者、子ども、生活困窮者が力を合わせるのは大事な事です。本音の財政論を隠しながら、誤った共生論を振りまくのはどうかと思います。余りに姑息と言わざるを得ません。

　今の時期は、障害者、高齢者、子ども、生活困窮者それぞれの分野の政策上の足腰をしっかりと強めることです。それぞれの政策が脆弱なままの共生は、「共生」ではなく「共倒」になってしまいます。過疎地帯など人口少数地域の福祉事業のあり方も同様です。今掲げた本来の共生をしっかりと方向付けたうえで、応用問題の一つとして分野を超え

藤井克徳＋平野方紹＋大塚淳子＋［司会］古屋龍太

た連携実践はあろうかと思います。

## 障害者就労の商業化の進行

**古屋**●障害者の就労の商業化をどう考えるかという今日のテーマですが、働くことの意義を改めて考える以前に、今の制度の下で、支援サービスの提供自体がどんどん変わってきている。企業が参入してきて、いわば就労支援が商業化してきている。それによって、障害報酬を活用し売上をとにかく重視していく流れができてきているし、先ほど触れたA型のパターンのように、特に経営努力もなく、かなりずさんな経営がされている事業所も生じてきている現状について、どのように評価するか、お伺いしたいんですが。

**藤井**●働くという行為は、人間の最も本源的な行為の一つです。働くことの動機や意義は、それこそ研究し尽くされています。一つは、生活の糧を得ることです。所得を得たいということですね。二つ目は、自己実現です。必ずしもお金だけではなく、働くことに生きがいややりがいを見い出したいという考えです。三つめは、社会と繋がりたいとする欲求です。社会連帯とも言います。実は、この三点は、古今東西で共通しているのです。

しかし、この間の自立支援法以降の流れを見ていると、本源的な労働とはおよそ違った方向で、労働を型にはめていくような感じがしてならない。A型・B型、その上に一般雇用という型があり、体をすぼめながらひたすら自身を制度に合わせようとしているのではないでしょうか。

同時に、先ほどから出ている規制緩和策を手伝ってですね、市場原理にさらされ、成果主義、成績主義が色濃くなってきています。成果主義の問題点については、あとで詳しく述べます。

規制緩和策については、いろんなところで矛盾が表面化しています。就労事業をはじめ、福祉事業に株式会社が参入しています。A型の総数は3,500を超えていますが、その60%弱が、設置主体が株式会社です。各地で起こっている、いわゆる「ブラックA」の問題もこの規制緩和策と無縁ではありません。もちろん、株式会社を全面的に否定するものではありません。株式会社には、「営利追求」を前提にした雇用の創出や生産物を産みだす社会的な役割があり、経済活動には欠くことのできない存在です。問題は、この「営利追求」を社会福祉の分野にあてはめていいかということです。営利目的に合わない障害者がはじかれたり、障害の重い人が肩身の狭い思いをするようなことがあってはなりません。労働の分野からも、行き過ぎた規制緩和策には警鐘を鳴らしてもいいの

ではないでしょうか。

**平野**●ここで経営実態についての厚生労働省側の認識を説明します。報酬改定に当たっては、経営実態調査を実施し、その調査結果が反映されます。今回（平成30年4月改定）でも平成29年度に実施しています。この調査結果を見ると、意外ですが、児童関係サービスを除く、大人全体のサービスでは、「収支差率」、いわゆる国が言う黒字部分です、が平均で6.2%となっています。そしてサービス別では、Ａ型が14.2%と最も収支差率が高く、第2位はＢ型で12.8%、どちらも平均の2倍以上と断トツに高いのです。前回の報酬改定（平成27年4月改定）では全体の改定率はプラスマイナス「ゼロ」でしたので、大人のサービスの収支差率はこの3年間でほとんどが減少しています。さすがに前々回収支差率が大きなマイナスとなったグループホームは3%アップしていますが、前回も黒字だったＡ型は約5%アップ、Ｂ型も約3%アップと収支差率がこの3年間で「改善」しています。

　確かにＡ型の一部には経営困難や破綻しているところはありますが、データを見る限り、業界全体ではＡ型は明らかな黒字経営になっています。だから企業が参入するといえます。常識的に考えても、Ａ型が赤字経営で見込みがなければ参入しないはずです。もともとＡ型は措置制度時代の福祉工場がモデルになっています。措置制度の中ではごくまれな施設体系でしたが、それが今ここまで増えてきた背景には、実は「儲かる」領域であり、企業としては参入しやすい領域だったということです。確かに良心的な経営や支援をしているＡ型では経営が苦しいところが多いのは事実ですが、その一方で企業から見れば参入しておいしいところ、経営が成り立つところというところで事業者が増えてきたということも事実です。

　今年4月から改正された障害者雇用促進法が全面施行となりますが、これも意外ですが、どの障害種別が伸びているのかといえば、実は精神障害者の雇用が圧倒的に伸びています。知的障害者や身体障害者で最も障害者数の多い肢体不自由者は横ばいなのに、身体障害者の中でも聴覚障害は増えています。この背景には企業がコストを投資しなくていい、とりわけ障害者用設備などのイニシャルコストが少なくて済む、聴覚障害者や精神障害者に眼が向いていることがあります。

**藤井**●物理的な負担は少ないでしょうね。

## ■二極分化する就労支援

**平野**●この間のＡ型の推移を見ていると様相が変わっていることを実感しています。端

的に言えば「二極分化」している。A型で福祉的志向の高いところは経営がかなり厳しくなってきている一方で、A型を企業経営の一部として位置づけているところは、高い収益実績をあげ、経営状態も良好です。この二極分化がA型に対する評価を難しくしています。

　悪しき事例ですが、ある企業では、自社の系列の就労移行支援に障害者を入所させ、次にA型に持ってゆき、それから自分の会社に採用して、雇用促進関係の補助金をもらうという「障害者の囲い込み」までやっています。多くの福祉関係の事業主体は経営に苦しんでいますが、企業側はこうした儲かっている事例に着目して、こちらのパターンで参入することで二極分化が進んでいます。しかもこの悪しき事例が増大し、問題を起こしていることに今の深刻さがあります。特にさっき古屋さんが言われた関西の事例など、企業の側はそちらに着目してきているというわけです。

**古屋●**企業が儲かるからやっているそのA型も、今度の報酬改定で例えば、基本が584単位だったのが、これからは、1日の平均労働時間ごとに基本報酬を全部区分けしていって、一番短い2時間未満だと322単位まで下げている。結構多くのA型がみんな7時間以上仕事をしているかというと、実態はそんなこと全然なくて。そういった意味では今までは確かに平均収支差率プラス14.8％が維持されてきているけども、4月以降状況ががらっと変わる中で、企業が例えばA型はきちんと利潤が追求できるからという形になってくるのかどうなのか。場合によったら破綻した事業所のように、5時間以上働ける人であれば、現行の単位以上の収入が得られるので、これから急速に利用者のセレクトが始まるのではと考えますが、その点どうでしょうか。

**平野●**逆説的に表現すれば、厚労省の狙いの一つはそこです。

**古屋●**それがさっき言っていた二極化というか、二層化？

**平野●**厚労省は今後のサービス推進について「量から質への転換」とはっきり言っています。今まではA型は、措置制度時代には希少だったこともあり、ある程度は「量を稼ぐ」ことも必要でしたが、ここまで事業主体が確保でき、しかも二極分化して「玉石混交」となったので、質の悪い事業主体にはもう出てもらって結構というスタンスです。今回問題となった岡山県や名古屋市のA型に対する厚労省の対応を見ているとこのことがよくわかります。これまでであれば、これだけの障害者が失業するとなれば厚生労働省や自治体は事業所がつぶれないよう様々な公的支援をして事業所を維持しました。しかし今回は、もうそんな必要はない、問題のある経営主体は出てもらって結構と……。

**古屋●**市場から退場してもらう。

**平野●**退場したもらったほうが良いということです。当然利用者である障害者は保護は

しなければいけませんし、それは公的責任ですが、事業所については質の悪いところは出ていってもらって結構と。これも逆説的に表現すれば、今回の報酬改定では、出ていってもらって結構というのを前提にして、放課後デイやＡ型について改定したと考えたほうがわかりやすいと思いますね。

## ■障害報酬改定による矛盾

**藤井**●今の点について言えば、Ａ型では、言われた通り今度の報酬改訂によって短時間しか働けない場合は、事業所に入る公費（自立支援給付費）が薄まってしまいます。Ｂ型も同様で、こちらは利用者の平均工賃によって、やはり支弁される公費が決まるのです。平均工賃が高いと、公費が手厚くなるという仕掛けです。基準は、平均工賃別に7段階に区分けされ、さらに定員別に5つの区分に分かれます。この段階で35通りに細分化されます。それに、職員体制によって、二つのパターンがあります。簡単に言うと、70通りの基準の中から、自分たちの事業所に該当する公費（自立支援給付費）を見つけるのです。詳細は、表1をご覧ください（次ページ）。こうした成果主義的な発想は、先ほどのＡ型事業所も同じで、就労移行支援事業所も成果主義の強化という点では同様です。

　先にも言いましたように、労働は、人間の本源的な営みであり、本来は解放されるべき行為です。障害のある人は、本来の労働の中で、自身を見つけたり、自信を回復するのではないでしょうか。「基準」に追われたり、せちがらさの毎日では、本来の労働とは遠ざかってしまうのではないでしょうか。

　平均工賃や出勤日数で、障害の重い人が肩身の狭い思いをすることは避けなければなりません。また、経営する側が、利用者の選択に際し、障害の重い人を避けることもあってはなりません。もともと、障害者政策の基本は、障害の重い人に照準を合わせていたはずです。成果主義と障害者政策とは、基本は相容れないということを明確にすべきではないでしょうか。もちろん、いい意味での合理性や効率性は大事にしなければなりません。前述した政策は、その域をはるかに超えています。

**平野**●ここで経営の問題について考えると、今日の障害福祉政策自身が大きな矛盾を孕んでいることが根源にあります。今日の障害者サービスの主流の一つが「小規模化」です。従来の大規模施設から小規模で密接な支援をしようという流れは当然です。

　ただ、これが経営的にどう影響するのかということ、そして今回の報酬改定で強調されている成績主義を加味すると、深刻な事態が生まれる構図となります。端的にいえば、

まず利用者である障害者1人当たりの影響が大きくなります。仮に定員100人なら、利用者1人は1％の存在です。しかし定員20人では利用者1人は5％となります。すると小規模事業所では2〜3人の成績が変動すれば、報酬ランクが変わったり、加算が変わることになります。

これは職員にも同様のことが言えます。小規模化で職員の絶対数は減少します。利用者と同様に職員数50人であれば1職員は2％の存在ですが、職員数10人では1職員はも

表1　障害福祉サービス報酬改定の一例（2018年4月〜）

| 【就労継続支援A型】<br>就労継続支援A型サービス費（Ⅰ）<br>（1日につき） | | 【就労継続支援B型】<br>就労継続支援B型サービス費（Ⅰ）<br>（1日につき） | |
|---|---|---|---|
| (1) 利用定員が20人以下<br>　　1日の平均労働時間が | | (1) 利用定員が20人以下<br>　　平均工賃月額が | |
| 　㈠7時間以上 | 615単位 | 　㈠4万5千円以上 | 645単位 |
| 　㈡6時間以上7時間未満 | 603単位 | 　㈡3万円以上4万5千円未満 | 621単位 |
| 　㈢5時間以上6時間未満 | 594単位 | 　㈢2万5千円以上3万円未満 | 609単位 |
| 　㈣4時間以上5時間未満 | 586単位 | 　㈣2万円以上2万5千円未満 | 597単位 |
| 　㈤3時間以上4時間未満 | 498単位 | 　㈤1万円以上2万円未満 | 586単位 |
| 　㈥2時間以上3時間未満 | 410単位 | 　㈥5千円以上1万円未満 | 571単位 |
| 　㈦2時間未満 | 322単位 | 　㈦5千円未満 | 562単位 |
| (2) 利用定員が21人以上40人以下<br>　　1日の平均労働時間が | | (2) 利用定員が21人以上40人以下<br>　　平均工賃月額が | |
| 　㈠7時間以上 | 546単位 | 　㈠4万5千円以上 | 572単位 |
| 　㈡6時間以上7時間未満 | 536単位 | 　㈡3万円以上4万5千円未満 | 552単位 |
| 　㈢5時間以上6時間未満 | 528単位 | 　㈢2万5千円以上3万円未満 | 541単位 |
| 　㈣4時間以上5時間未満 | 521単位 | 　㈣2万円以上2万5千円未満 | 531単位 |
| 　㈤3時間以上4時間未満 | 443単位 | 　㈤1万円以上2万円未満 | 521単位 |
| 　㈥2時間以上3時間未満 | 364単位 | 　㈥5千円以上1万円未満 | 508単位 |
| 　㈦2時間未満 | 286単位 | 　㈦5千円未満 | 500単位 |
| (3) 利用定員が41人以上60人以下<br>　　1日の平均労働時間が | | (3) 利用定員が41人以上60人以下<br>　　平均工賃月額が | |
| 　㈠7時間以上 | 513単位 | 　㈠4万5千円以上 | 537単位 |
| 　㈡6時間以上7時間未満 | 503単位 | 　㈡3万円以上4万5千円未満 | 518単位 |
| 　㈢5時間以上6時間未満 | 496単位 | 　㈢2万5千円以上3万円未満 | 508単位 |
| 　㈣4時間以上5時間未満 | 489単位 | 　㈣2万円以上2万5千円未満 | 498単位 |
| 　㈤3時間以上4時間未満 | 415単位 | 　㈤1万円以上2万円未満 | 489単位 |
| 　㈥2時間以上3時間未満 | 341単位 | 　㈥5千円以上1万円未満 | 476単位 |
| 　㈦2時間未満 | 268単位 | 　㈦5千円未満 | 469単位 |
| (4) 利用定員が61人以上80人以下（略） | | (4) 利用定員が61人以上80人以下（略） | |
| (5) 利用定員が81人以上（略） | | (5) 利用定員が81人以上（略） | |

厚生労働省障害福祉サービス等報酬改定検討チーム第17回（2018年2月5日）
資料2「平成30年度障害福祉サービス等報酬改定の概要（案）」を古屋一部改変

う10%です。このため一人の職員が退職すれば、加算では職員要件で付けられるものが多いので加算の減少に直結します。特に今は人材確保が困難ですから、誰かやめて次の補充ができないと、いきなり加算が付かなくなって報酬がダウンします。小規模化そのものは賛成ですが、それによって経営の不安定さが増してしまったことも事実です。また、人数が多数いることで生まれるスケールメリットや仕事上での「余裕」がなくなり、経営的にも、勤務的にもギスギスしていることも否定できません。

　障害福祉政策の基調として「小規模化」を据えるのであれば、それにふさわしい経営安定化策が必要なのに、それを「度外視」して不安定さのほうに舵を切ってしまったと言えます。そのことが「利用者のセレクト」、利用者を逆選択する背景のひとつになっています。その意味では、施設・事業所を小さくすべきだとするのであれば、それに見合った対応策を考えなければならないのに、それを欠落させながら、「質の向上」を求めるという明らかな矛盾を生じていると言えます。

## ■報酬設定による「メリハリ」の意味

**藤井●**ここ数年を観ていると、財務省所管の経済財政諮問会議などのプレッシャーが随分と強まっていますね。障害分野についても、経済財政審議会（以下、財政審）からはいろいろと注文が出ています。とくに、就労分野は改善の余地があるというのです。

　具体的に書いてあることで言いますと、「就労分野にも障害程度区分」のようなものを入れて、公費の削減や対費用効果を明らかにすべしと言っているのです。これに抗しきれなかった厚労省が選んだ道は、就労と障害程度区分は馴染まないとして、代わりに、先にあげたA型の出勤率、B型の平均工賃、就労移行支援事業の就職定着率ということになりました。障害者政策の本流からみて、本来の労働からみて問題があることは先に述べた通りです。障害者政策の本質を分かっているはずの厚労省は、財務省とはもっときちんと対峙してほしいと思います。

　一方で、最新の障害者白書で初めて精神障害者が一番多くなりました。精神393万4,000人、身体393万2,000人だからわずかにですが。身体障害については、肢体不自由、視覚障害、聴覚障害、音声言語障害、内部障害の合計になりますが。いずれにしても、精神障害者が最も多くなったという点では、日本の障害者政策の基本をどうするかにも関わってきます。たとえば、労働政策だけをみても、精神障害者をもっと意識した政策設計が必要になるのではないでしょうか。

**平野●**去年の財政審で見直し対象の目玉とされたのが、A型と放課後デイでした。この

二つが野放図に急増して公費も急増している、しかもサービス内容がひどいものが少なくないという指摘でした。この指摘に対する厚労省の対応は、まずＡ型には、報酬を利用者の賃金に充当してはいけないとし、放課後デイには職員基準を厳格にしました。

　さらに今回の報酬改定では、Ａ型には、これまでの報酬ランクが事業時間、つまり事業所の営業時間だったものを、賃金が発生する時間、つまり勤務時間に着目したことです。これによって利用者の賃金を上げる動機付けにしようということです。なお、報酬ランクを見ると、現在の全国平均の実績である１日５時間であれば、報酬収入はほぼ現状維持になるよう設定されています。しかし、ここで減算率と加算率に着目すると厚労省の狙いが見えてきます。従来は、短時間の事務所でも減算率は30％が基本でした。しかし今回の改定では、平均時間に満たない場合、減産率は40％、50％、ひどい場合は60％まで達します。その一方で、成績がいい事業所に対しては今までアップは基本的にありませんでしたが、今度は一気に40％アップまで設定されています。厚労省としては、事業所の成績や努力に対してメリハリをつけたということです。厚労省としては、予算そのものを自然増以上に増やすことはむずかしいので配分を変えたということだと思います。

　しかし、精神障害者の場合、長時間の持続的就労がむずかしいという障害特性を考えるなら現場の実情とあわないことは十分考えられます。

　それから、Ｂ型については、作業工賃額で報酬ランクを決めるシステムを導入して、これで事業所が工賃を上げようというモチベーションを高めることを狙っています。現在のＢ型の作業工賃の全国平均が月額２万円弱で、このレベルでは現状維持ですが、実はこの背景に財務省の強い意向があります。財務省は自立支援法から十年以上も経ったのだから経過措置を削れ、と言ってきています。その経過措置の一つが工賃向上加算です。この廃止とＡ型・Ｂ型の報酬ランクシステムの変更がセットですし、大きな波紋を呼んだ食事提供加算の廃止もこの「経過措置をなくせ」という路線からきています。

**藤井●**すごく象徴的ですね。

**平野●**財務省からの「要請」としては「介護にないものは認めない」というものがあります。介護保険には食事提供加算はないのだから障害福祉も同様でよい、また工賃向上加算も、介護保険には同じようなものはない。しかも経過措置なのだから廃止して当然ということでした。そこで厚労省は、成績主義を報酬ランクの決定に導入して、工賃向上加算と相殺したというのが舞台裏の話なんですね。

　こうして成績主義が大きな比重を占め、「論功行賞」が非常にはっきりしました。成績が良ければ報酬は確実に増えますが、成績を出せなければ大幅な収入減となります。場

合によっては50％減となる事業所も現れ、そうなれば事業所は潰れます。逆に言えば潰れても仕方ないという発想なのです。これだけ報酬の減少を導入していますが、片方では職員定数は維持しなさいと言っています。成績が悪ければ報酬は半分になり、そこで職員定数が維持できないので職員を削減すると、さらに減額されます。最終的に報酬は4分の1までになってしまいます。こうなると事業所は潰れてしまいます。先ほど言ったようにやれないのであれば「出て行け」ということとなります。

**古屋**●基本的にメリハリをつけるっていうところで言うと、厚労省の説明だと「工賃が高いほど自立した地域生活につながることや、生産活動の支援に労力を要すると考えられることから、高い報酬設定としてメリハリをつける」という文言になっていて、要するに精神障害の具合の悪い方たち、なかなか通うのも大変な方たち、そのような方に対しては基本的にこの生産活動の支援に労力を要しないと考えられているようですが。これはどういう論理なのか、よくわからないんですけど。

**平野**●そこはたぶん、あとからのこじつけの説明ですね。

**古屋**●そうですか。少なくともこれが打ち出されたっていう事は一定程度の工賃を稼げるような人でなければ、事業所としても困るし、事業所の運営自体、経営を危うくするし、具合の悪い、あまり生産活動ということがきっちりできない方については「ごめんなさい。ちょっと、うちでは……」という形で全部排除されていくっていう事ですよね。

## ■B型事業所と生活介護

**平野**●厚労省は明言はしていませんが、それは想定していると思います。

今回の報酬改定で内容に手をつけなかったのが生活介護です。医療的ケアを必要とする利用者のための医療看護加算が導入されましたが、それ以外は単純に、報酬全体の改定率0.47％分を引き上げただけです。これはB型では受け入れられない障害者は、生活介護に流れるわけですから、もし今回、生活介護に手を加えるとこの流れが崩れ、行き場がない障害者が急増してしまう、そこで生活介護には予算面・報酬面・制度面でほとんど手を付けていません。ゆくゆくは生活介護の利用者層と、B型の利用者層・A型の利用者層を分けていきたいという考えが厚労省にはあると思います。

現在のB型の利用者は、自立支援法以前の授産施設の利用者がすでに半分以下になっています。かつては授産施設の利用者がそのままB型に移行したので、本来のB型が想定しているイメージのサービス像・利用者像ではない利用者が多数でしたが、今はB型利用者の半分以下になりつつあるので、あるべき姿に近づけたいという、そのために利

藤井克徳＋平野方紹＋大塚淳子＋[司会]古屋龍太　　●029

用者層を分けてゆきたいと思っているのでしょう。

藤井●半分以下とはどういう意味ですか？

平野●現在のＢ型の利用者数の半分以下ということです。

藤井●状態像で言うと、障害が重いということですか？　その半分というのは？

平野●厚労省とすれば、本来は就労移行支援を終了した利用者が想定されていますが、今までのＢ型は、重度授産施設や通所授産施設からの移行者、つまり一般就労がむずかしい利用者が多く、自立支援法が想定したＢ型ではないと考えているのでしょう。

藤井●今はそういう事を比べると、症状が重いっていう事ですか、軽いという事ですか？

平野●障害程度の重い軽いではなく、自立支援法以降に本来のＢ型を前提にして利用している人達が全利用者の半分になってきた。もうしばらくすれば、利用者のほとんどが本来のＢ型を前提にして入所した人たちになるということです。

藤井●ええ。

平野●こうした利用者の変化も含めて本来のＢ型にしてゆきたいと考えていると思います。

藤井●本来のＢ型とは、そこをステップに一般労働市場に出ていくということですね。

平野●あるいはＡ型にステップアップして、そこから一般就労する。Ｂ型もＡ型も、そうして本来の「就労継続」という性格にしていくんだと。

藤井●ということは、今は重い障害者が多くなりすぎているということでしょうか。

平野●そうですね、「就労が困難」な利用者が多数ということは法の想定外でしょうね。

古屋●そういった人たちは、生活介護のほうにむしろもっていかれる？

平野●やがてはそういう「就労が困難」な人たちは、Ｂ型から淘汰され生活介護に移行するなどして、Ｂ型がだんだん純化されてくっていうことだと思います。

古屋●逆にＢ型から、障害の重い方々が生活介護に移行していくのが当たり前の姿なんだと、ほぼ誘導しているってことですね？

平野●それを見越しているとは思います。また利用者の年齢が上がっていけば当然65歳以上で介護保険に移行したりする利用者もいますので、段々そういった入れ替わりがすすめば、Ｂ型が変わってゆくという前提があります。


## 成績主義と加算率による政策誘導

藤井●いずれにしても自立支援法以降、成果主義が進行しています。最初は日割り計算ぐらいでしたが、その後やたらと加算方式が導入されています。加算方式は成果主義を端的に表すものです。さらにこれに拍車をかけるように、減算率だとか加算率を率で倍

化するようにしています。そして、とうとう就労支援事業にもこれが持ち込まれました。Ａ型での出勤時間の基準化とか、Ｂ型の工賃額によっての自立支援給付費のランク付けがそうです。果たして労働関連の事業に、こうした考え方が馴染むかどうかです。何度も繰り返すようですが、本来の労働というのはもっとのびやかであるはずです。

　おびただしい加算方式を含め、昨今の余りの成果主義の傾斜には障害分野全体として、とくに精神障害分野から強い警鐘を鳴らしてもいいのではないでしょうか。

**平野**●政府の言い分ですが、福祉事業所の経営が厳しいから経営改善のために報酬を引き上げるということは考えていません。報酬引き上げの前提は、投資効果があることです。仮に20人のＡ型が経営が厳しいので報酬を引き上げても、20人という利用者の量は変わらない。何のサービスも変わらない、だから投資効果はない。もし投資するんだったら、例えば勤務時間が5時間が6時間になりました、一般就労者が何人増えましたとか、成績が形となる投資でないと効果がないという発想です。

　だから基本報酬ではなく、成績主義を反映できる加算にこだわります。加算は政策誘導の決め手です。基本報酬だけで、事業所経営が成り立つのであれば、だれも加算に注目しません。基本報酬で各事業所は自由に事業を進めます。むしろ基本報酬では経営が厳しいくらいであれば、加算に「飛びつく」ことで政策誘導できます。ですから加算を減らすことは考えていません。もう一つ大きい問題は、厚労省自身の矛盾ですが、民間企業の参入を推進しながら、それをコントロールする手立てがないのです。支援費制度までは基本的には社会福祉法人などの非営利部門が主でしたので、問題はありますが、行政システムでコントロールできた。しかし民間企業を行政が直接コントロールすることは出来ない。そこで加算を使って民間企業を誘導しようとする訳です。

**藤井**●そういう側面もないわけではありませんが。

**平野**●措置制度のように事業主体が非営利で、行政のコントロールの下でサービスが提供されるのであれば、ある程度現場に任せても問題はありませんが、民間企業が参入するとなれば、どうコントロールするかが厚労省として問題となります。そこで加算という手法が採られます。実は報酬制度は民間企業参入とリンクしています。この間、福祉分野では「措置から契約へ」として契約制度への移行が進められ、そこでは契約制度と報酬システムはセットとされています。契約制度だから報酬システムにすると言いますが、よく考えればそんなことはありません。措置制度でのサービス提供も利用者個人ではありませんが市町村と施設との契約です。でも経費は委託費でした。必ずしも報酬ではありません。また利用契約方式の学童保育では補助金方式が主流です。契約制度だから報酬は必然とされていますが、実はイコールではありません。「サービス提供の公的

責任」を「サービス利用の個人責任」に「すりかえた」ことの帰結なのです。ですから報酬制度ありき、これしかないということではありません。私は、非営利部門については、民間企業と同じである必要はないと思っています。非営利部門については別のシステムを考えていいのではないかと。やはり営利と非営利という性格の異なるものを一緒にしてコントロールしようと言うことから無理が来ていると思えます。

**藤井●**営利も非営利も同じ土俵ですからね。

**平野●**同じシステムでコントロールすることが平等ではありません。性格や出自が異なるのであれば、それに即応したシステムでコントロールすべきで、全部一緒でやろうという考え自体が実はおかしいと思うのです。

**藤井●**そこでちょっと気になったのが、政府の大きな流れが投資論に傾斜していることです。かけた公費分の見返りを期待するということですね。精神障害のある人の労働、あるいは支援にあたって、この投資論はどうでしょうか。ここでの投資効果とは、経済学で言う効果であり、生産性を数字で置き換えるのだと思います。仮に、効果という言葉を使うにしても、わたしたちの効果の尺度は少し違うように思います。「障害はあっても働けてよかった」「働く場での仲間やスタッフに支えられている、働くことを通して人とのつながりを実感できた」「仕事の力はそれほどないけれど、再発の防止につながっているような気がする」などは、働く場で得られる重要な要素かと思います。

　もちろん、そのうえで、工賃を稼ぐ力がアップしたり、出勤時間が増えたり、一般就労に移行できることも重要です。しかし、これを急進的に追求するあまり、状態が悪くなっては元も子もありません。わたしたちにとっての効果とは、一人ひとりの生きがいややりがい、生きる力につながるようなものでなければと思います。

## ■ 障害者福祉と労働政策

**大塚●**今の障害者福祉の財政問題について、テクニカルな政策的な議論の、どの辺りをどう切り抜けたらいいんだろうという感じで伺っていました。やはり自立支援法になってから、個別給付のところにすごく縛られていて、体制整備であるとか、基盤整備、環境整備にお金を充てられることがないじゃないですか。今は、一人あたりに投資したらその人がどれだけの成果を出してくれるのかという評価の仕方だと思いますが、投資をしたら、その人だけではなくて周り全体がどう変わるのかとか、町がどう変わるのかとかいう視点をなかなか持ち込めないでいる。この前、本誌で生活困窮者の特集をやったとき（第88号：特集＝貧困と精神医療）に、POSSEの方たちが、支援の現場で貧困連鎖

からどんどん滑り落ちていく人々の話をしていて、企業で病者をつくっている現状があるんだ、というような話をされていました。個別や個人への視点だけでなく、循環型でみていくような政策的な効果について政府が考えてくれたらと思いますね。そんな個別のことだけではないだろうなと思います。

　実は私は昔、最初の現場として、身体障害者授産施設であった東京コロニーで働いていたんですね。当時のことですが、コロニーは持ち出しの要素がとても多くあると感じています。対象である「授産生」の数に比べたら一般の従業員がたくさんいて、彼らが環境整備であるとか仕事の受注など、障害のある人たちが働くことの意義を地域に知らせて、仕事が入るようにしてくる、普及啓発などに傾注していました。混合利用制度で知的障害のある方の受け入れや、職親制度で精神障害のある方の受け入れなど、コロニーは生産や仕事に関して新たなラインをつくって、それぞれの障害に合った仕事を見つけていくことをすごく工夫していたと思うんですね。そのためには相当な労力も必要だし、地域の人たちのアイデアをいただくとか、インプット／アウトプットがたくさん必要だと思いますし、そういうことを仕掛けながら周辺地域やコロニーがwin–winになる努力をしていました。今の体系というのは、そういうことをできる人員の余裕はさらさらないじゃないですか。本当に小規模で、職員が納期に追われて、どちらかというと仕事を回している感じのところもあります。一人ひとりの障害種別に合った仕事を見つけていきましょうという余裕もなく、そういうラインを大規模化で組むことも、事業所ごとが連携してラインをつくっていくということも難しい。地域の住民からアイデアを取り入れる事も少ない。一方で、そうした取り組みを意識して頑張っている事業所がある。事業所で働く人のためだけでなく、結果的には地域起こしにもなっているような。頑張っているところは藤井さんが言われるように前提の発想が違うから、目の前の仕事を片付けてください、だけではない発想で全部取り組んでいると思うんですが、そこに対して政府の財政応援は少ないと思いますね。

**藤井**●そうでしょうね。そこで、もう一度本日の座談会の中心テーマに戻ることになりますが、労働をどうとらえればいいかということになります。有史以来の労働について、三つの観点でとらえることができるとされています。

　一つ目は、労働能力です。労働能力とは、筋力や知力、視力や聴力など人間に備わる力の総体です。二つ目は、労働の素材で、一般的には変化するものです。三つめは、労働手段です。

　この三つを念頭に置いて、例えば農業をイメージしてください。おそらく縄文時代も弥生時代も、今と比べて筋力や視力、聴力などの労働力にさほどの変化はないのではな

藤井克徳＋平野方紹＋大塚淳子＋［司会］古屋龍太

いでしょうか。二点目の労働素材はどうでしょう。農業の場合の素材とは、土であり、水であり、種子ということになります。少なくとも土や水には変化はなく、種子も品種改良はあるかもしれないけれど、とんでもなく変わったとは思えません。問題は、三点目の労働手段です。これがドラスティックに変わったのです。人類の最初は、直接手を使っていたに違いありません。それが木の枝を使うようになり、石器を、鉄器を、やがて牛や馬を使い、とうとう耕運機を開発し、最近ではトラクターやコンバインが当たり前になっています。そうみていくと、労働手段のめざましい進歩が生産性を高めていったのです。

　障害のある人の労働をみるとどうでしょう。さまざまな意味で労働能力に難があります。一般的にみて、難のある労働能力を補う労働手段の工夫や配慮は余り見受けられません。実は、私自身、東京の昭島市というところにある、リサイクル洗びんセンターに携わっています。B型事業所で、精神障害者と知的障害者が中心で、現在90人が働いています。思い切って装置にお金をかけました。洗びん機だけでも1億円近くしました。現在、平均工賃は4万円台になっています。

　障害者権利条約において、新たな障害観が示されました。いわゆる社会モデルにもっと重心を置こうというものです。簡単に言えば、障害とは、本人を取り巻く環境（社会的障壁）との関係で重くもなれば軽くもなるという考え方です。労働手段は、大きな環境要因です。精神障害者を含めて、障害者の労働にあっては、労働手段のことをもっと真剣に考えてもいいのではないでしょうか。もちろん、この労働手段については政策面からの後押しが重要になります。

**大塚**●一般企業でもラインをつくっていくと、どういう資材を、どういう環境でと考えながら投資をして、物を産んでいくじゃないですか。規制緩和に対して懐疑的なものが大きかったですが、一方で期待したのは、企業ってそういうノウハウを持っているはずだと思っていたんですね。それが社会貢献で評価されてさらに循環していくようなことを実施しているところが参入してくれるといいと思いましたが、安易に儲かるだろうって考えたところが多く参入したのかもしれないですね。そういう企業ノウハウみたいなものを障害の就労分野に注ぎ込んでいくんだというような財政畑とか政策畑の人たちの発想がないもんかな、そこが雇用業界と上手くつながらないのかなという思いが一点。

　もう一つ思うのが、今まさに、働き方改革でデータの問題が取りざたされていますが、実は障害の分野って農福連携があったり、喫茶があったり、いろんな業種と障害のマッチングが工賃とかに反映すると思っているんです。つまり、決して全国の事業所が取り

組んでいることは均一ではない。そこの実態調査って、不勉強なだけかもしれないですけど、あまりされていない気がするんですね。特に精神障害のあたりは。そうした事業種別などによって当然売り上げは変わりますので、全部同じ報酬体系ではなく、何か評価の工夫はできないだろうかって思ったりします。

**藤井**●大塚さんの今言った件ですが、障害者の労働政策はとても多岐にわたります。行政部署で言うと、経済産業省と厚生労働省、農福連携で言うと農林水産省と厚生労働省、また同じ厚生労働省内にあっても労働部署と障害福祉部署にまたがります。しかし、現行の政策審議のスタイルは旧態依然です。中心となっているのは労政審の障害者雇用部会ですが、ここでは狭い意味での雇用分野のみに議論が終始しています。省庁を超えた審議スタイルが、あるいはせめて厚労省内にあって労働部署と障害福祉部署が一体となっての政策審議を求めたいと思います。

　ついでにもう一つ言っておきたいのですが、障害者の労働に関して基礎データが余りに不備だということです。障害者雇用に関してはいくつかありますが、従業員が5人以下の企業のデータは皆無です。雇用における障害のある人とない人の比較も正確にはとられていません。また、A型、B型事業所で働いている障害者の所得状況を含む暮らしの実態はほとんどわかっていません。基礎データなしでの政策審議には疑問があります。

　なお、同じ政策下にあっても、実践のレベルはさまざまです。政策問題とは別に、現場における「他流試合」も大事ですね。うまくいっているところを政策につなげ、普遍化することが重要です。政策審議にあっても、現場での実践にあってもタコつぼ型は禁物です。もっと横断的で、普遍化する視点が必要かと思います。

## 障害者雇用政策とA型・B型事業所

**平野**●ここまでは、主に政府や厚労省の政策や制度をできるだけ正確に「翻訳」してきましたが（笑）、ここからは私個人の考えです。私はA型については、そもそも今のA型のサービスを福祉領域で提供することがおかしいと思っています。本来は雇用政策・労働政策でやるべきものという認識で、福祉政策の守備範囲には馴染まないと考えています。事実雇用契約を結びながら利用者負担があるという根本的な矛盾が表出しています。今のA型は、一般企業で働けるような障害者を作ることが目標で、社会の側を変えることは視野にありません。私は福祉領域でA型の本来の役割を考えるのであれば、まず障害者の働ける環境を広げる、そのために社会を変える役割こそが本来の役割だと思って

藤井克徳＋平野方紹＋大塚淳子＋［司会］古屋龍太

います。

**大塚**●本当にそう思います。

**平野**●今のＡ型の目標は一般雇用です。一般企業が求める採用水準をクリアーできることが目標になっています。そこには企業を変える発想はありません。私は本来のＡ型の役割は、むしろ障害を持った人が働き続けられるように企業に働きかけ、一般企業全体の雇用率を上げてゆく、そして障害者が職場に定着することで企業が変わっていけることを本来のＡ型の目標にすべきだと思いますし、そこにＡ型の存在意義があると思います。今は一般企業が障害者を採用してくれなくても、やがて企業が変わってくれれば障害者も働けるんだ、理解して企業が変わってゆく、そのつなぎ役を期待したいと思います。今は難しいけどちょっと頑張れば働けるようになる、企業の側も受け入れられるようになっていく、そんな機能が発揮できれば、大きな社会問題となっている人手不足問題や、改正障害者雇用促進法の推進という意味も含めてＡ型の役割を評価すべきだと思うのですが、Ａ型を巡る今の議論には、これが抜けています。

　次にＢ型に関しては、「社会」における仕事のあり方から再考すべきです。連帯経済学の発想に、様々な人のいろいろな仕事がつながって生活や社会を形成しているということがあります。例えば今着ている背広も、販売する洋服店、仕立屋さん、生地を作る人、羊毛を作る人など何百人何千人もの仕事がつながって今があるわけです。私が考えるＢ型の存在意義は、この経済のつながりの中に障害を持っている人たちもつなげていくことだと思います。やっていることは簡単な作業であっても、それが社会とつながっている、おそらく「労働」とはそうしたものではないでしょうか。確かに重度障害者にできる作業は限られていますが、やっていることが社会につながっている、そのつなげる役割がＢ型にあると思います。Ｂ型の役割は作業を「与えて」作業工賃を支払うことだけではありません。障害者を社会のつながりに繋げる役割があるはずですが、その点は評価されず、議論から抜けています。

　Ｂ型は福祉的活動だからと、職員までもが社会や経済に目を背ければ、生活介護とどこが違うのと世間から指摘されます。利用者も職員も、Ｂ型は社会と経済的な面でつながる場であり、社会をつくっている、支えているという問題意識を持つべきです。Ｂ型だからこれでいいんだ、ではなくて、経済界との付き合いも含めて、利用者が自分たちが経済の一部になっているんだという実感を持っていけるよう、Ａ型とＢ型の役割分担しながら、現場サイドからあり方を提示しないと今後の方向性は厳しいのではと考えています。

■就労支援の課題と展望

**古屋**●かなり厳しい状況が改めてここで確認されたし、障害報酬の改定の傾向を見ても、より先鋭化してきて、残念ながら廃業せざるを得ないようなところも出てくるということも予想されるわけですけど。そういった中で、今までずっと「居場所型」というか、地域での生活拠点みたいな形で継続されてきたB型の事業所も、結構あると思います。これからは、安定している精神障害者は珍重され、不安定な方は通う場所を失い、生活介護のほうに政策的に誘導されるということですが。座談会を終えるにあたって、これからの障害福祉サービスや障害者雇用の行方について課題と展望をどう考えるのか、それぞれ現場の従事者の方へのメッセージをいただけるとありがたいなと思います。

**藤井**●私は、もう10年ほど前に「対角線モデル」を職業リハビリテーション学会誌に発表しました。図1を参照してください。これは、福祉施策と雇用（就労）施策のあるべき姿を図式化したものです。障害が重ければ重いほど福祉施策が手厚く、しかし何らかの形で雇用（広い意味での就労）施策も関与するのです。逆に軽くなればなるほど雇用施策が濃厚に、しかし福祉施策も関与するのです。

他方、現行は二元体系と言っていいと思います。障害が重ければ福祉的就労とされ、福祉施策の実の対応となります。厳密に言えば労働の範疇として扱われません。また福祉施策が必要でも障害が軽い場合は雇用施策しか受けられません。

これからの障害者の労働政策は、「対角線モデル」でいくべきと主張したかったのです。つまり、現行の「福祉か雇用か」ではなく「福祉も雇用も」をめざすべきとしました。

ドイツでは、日本で言うB型であっても労災保険や失業保険など労働関連施策が部分的に適用になります。また、一般雇用であっても、通勤支援や職場でのヘルパー支援（肢体不自由の場合のトイレ介助や食事介助など）があってもいいのです。精神障害の場合は、就労時間を短くしたり通院時間の保障などの合理的配慮があってもいいはずです。

なお、労働形態については、二つの「場」があっていいと思います。一つは一般労働市場で、もう一つは

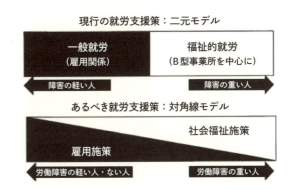

図1　現行の就労支援策とあるべき就労支援策（藤井克徳）

今で言うＡ型・Ｂ型事業所のようにある程度保護された環境です。一般労働市場で疲れ切ったり心に傷がついた人も少なくありません。そこに戻ることは決してよくありません。

そう考えると、障害のある人のあるべき労働支援は、政策の上では対角線モデルという形での一本化、働く場としては二つのタイプ、こうなるのではないでしょうか。Ａ型とＢ型は統合してもいいかと思います。ちなみに、障害の状態によって、全く福祉施策が必要のない場合、また障害がかなり重い場合には、いったん雇用を離れて、デイケア・デイアクティビティーなどの社会資源を利用するのもいいかと思います。

精神障害者にとって労働は非常に重要な分野です。一方で、現行の障害者に対する労働政策は、とくに精神障害者には使いづらい感じがします。全体の底上げを図るには、精神障害者が使いやすい制度とすることです。精神障害分野から制度改革を訴え続けることの意味は少なくないのではないでしょうか。

**平野**●藤井さんの言われる政策提言について同じ考え方です。ここでまた政府寄りになるわけではありませんが、今のＡ型やＢ型で良い意味で成功している例もあることも考える必要があります。今の日本は間違いなく資本主義社会です。その資本主義社会では、当然どうやって価値や利益をあげるかが経営の基準とされます。しかしそれで勝負するとなれば障害者はスタートからハンディがあります。そこで資本主義的な価値や効果・効率ではないところで「勝負する」、やはりうまくいっているところは、そこじゃないところで勝負しているところがいっぱいあるんですよね。

成功例でよく出てくるのは栃木県のココ・ワイナリーです。ここではワイン造りに大変な手間と時間をかけています。普通の企業なら作業を機械化し、ワインを寝かせる期間も最低限にして出荷しますが、ココ・ワイナリーはぶどうを大切にして、一瓶一瓶に気を配り、しっかり成熟させるよう寝かせています。ですから素晴らしいワインが生まれ、高く売れます。

また、私の知っている埼玉県内のＢ型では、味噌を製造・販売しています。市販品の中には、大豆から油を搾り取ったものに、発酵液を撒いて短時間で作るものもあります。しかし、この施設では、利用者が手作業で大豆を挽き、十分に発酵させて販売しています。確かに市販の味噌よりも少々値段は高いのですが地元の人たちがいつも買っていってくれます。住民からは、ちょっと値段が高くても、ここは安心できておいしい、間違いがないと言ってくれます。

資本主義社会のルールで勝負すれば障害者は不利です。だからこそ違うものを提起できることを強みにすべきだと思います。生産性とか価格で一般企業やお店と勝負するこ

とは難しいけれど、こうした質の面から地域の中でつながっていけばいい。そういう意味では、障害者の雇用は、自分のためにお金を稼げばよいと言う働き方への、一種のアンチテーゼだと思います。本当の働くことはみんなに喜ばれて、みんなとつながることではないのか。そして味噌のように日々の生活で使われ役に立つ、そこに関わっているんだよっていう喜びを持てることが「働きがい」ではないでしょうか。今の社会の生産性や価値そのままで、制度に合わせて汲々となっていくことに無理があると思います。

藤井●もともと障害者は不利ですからね。

平野●政策提言も大事ですが、今の社会に対して、違う価値観もあるし、違う道もあるとアピールしていくことも必要です。そういう意味ではもっと発信すべきですし、A型・B型は声を上げられない障害者のアドボケイド（代弁）の役割もあるはずです。

藤井●これこそが本当の働き方改革につながるのではないでしょうか。精神障害者の労働の在り方にたくさんの政策ヒントが含まれているように思います。

平野●素晴らしい実践があるのですから、もっとアピールすべきです。

大塚●諦めずに発信をしたいですね。ベストプラクティス、グットプラクティスのエッセンスをもっと広げていくなど。名前を挙げてもいいかと思いますが、「ココ・ワイナリー」もそうですし、精神障害の部分でも私の勤務先の豊島区にある「このはの家」のパウンドケーキは大手デパートに出品しているというような感じですし、そういうところは全国にたくさんあるでしょう。普通に町の方がお客さんになって満足されているということが、どれだけ生きがいにつながっていくみたいなことを大切に考えたい。働き方改革でもめている今の国会に乗り込んで伝えたいなというぐらいです。

　いよいよ、雇用促進法の雇用率の母数に精神障害が算定されますね。一方で、雇用されている現場で、長時間労働をはじめ、ストレス過多で精神障害を抱える人が生まれていることもあります。だからこそ、物申さなくてはいけないテーマだと思います。根底から変えていかないと、一般労働者がみんな幸せか、健康かというとそうではないですよね。その視点や活動とつながっていますよね。そこを財政策、雇用政策にどうやって盛り込めるか、どういうアクションが必要なのかなということは、これから引き続き考えていきたいと思っています。

平野●財源について、政府はデータを持っています。単純に言えば、「損失計算」ということです。精神障害に関して言えば、従業員が病気になって働けなくなったり、組織運営の効率が下がったことなどで、企業としては「損失」した額です。これを厚労省は算出しており、精神疾患でやめていく損失額など企業全体で、大雑把な計算なんですけど約7000億円とされています。

藤井克徳＋平野方紹＋大塚淳子＋［司会］古屋龍太

**藤井**●年間ですか。

**平野**●年間の金額ですが、これは算出可能な額だけです。銀行では顧客データを持っている従業員を簡単に辞めさせられずにいるという話もあり、実際にはもっと大きな額になります。極端な言い方ですが、今はその7000億円が、社会的には無駄になっています。これを精神障害者の雇用などの働く形に持っていければ、7000億円を減らせますし、今捨てているものを再回収できるわけです。新たに支出するとなればむずかしいでしょうが、損失額を減少させられる、回収できると考えればコストとしての妥当性はあります。

**大塚**●自殺対策が進んだのもDALYのような計算が根拠にあったと思うので、そういう事も言っていかないといけないと思います。

**平野**●わかっているだけで7000億円を毎年無駄にしており、実は1兆円ぐらいになるという推計もあります。これを障害者の福祉で活用できれば、本人にとっても社会にとってもプラスにできます。しっかりと主張すべきです。

**大塚**●そことさっきの労政審や障害保健福祉部の政策畑はつながっているんですか。

**平野**●残念ですが、さっき藤井さんが言われた通り、つながっていません。

**古屋**●今回の障害報酬改定が非常に厳しいものを突きつけているというのは、各現場で実感されています。はっきりと国家の意思と新自由主義的社会保障思想が反映された障害報酬改定だなと考えられます。「グットプラクティス」という形で取り組まれているような事例もあるけども、今や悪貨が良貨を駆逐するような状況になりつつあります。それぞれの現場が、自分のところは今後どうしていくのかを、腹を括って方向を見定めていかなければいけない状況に追い詰められてきている。現場の施設長や職員は、相当な危機感を持って今後の方針を模索していますが、個々の事業所の経営努力・自己責任には還元できない現行報酬制度の矛盾と瑕疵が顕在化してきている。本日はその背景とからくり、政策的課題が明らかになったと思います。

一方で、個人的には、まだ活用されていないリソースとして、もっと事業所の運営に障害当事者の意見が反映されるべきと思っています。それぞれの現場に集う当事者の強みが当然あるはずで、その力を借りながら、うちのB型はこれからどうなるんだ、どうしていく？　という共同体としての戦略的な議論が必要ではないかと。病院の延長のような庇護的なパターーナリズムを超えて、社会を構成する生き方や在り方といった新しい価値を、当事者と市民と一緒に現場から発信して欲しいなと思います。

本日はお忙しい中、ありがとうございました。

**特集** 働くことの意義と支援を問う

# 障害者就労支援制度における
# Ａ型事業の課題と可能性を考える

## 久保寺一男

Kubotera Kazuo
NPO法人就労継続支援Ａ型事業所全国協議会（全Ａネット）
理事長

　近年、全国的に就労継続支援Ａ型事業所が著しく増加、一部の事業者は利用者の処遇に不適正なところがあり、儲け主義が見られるなどと言われている。2014年（平成26年）6月にＡ型事業所の不正受給がNHKで報道された。また事業者間では、障害当事者の不利益、人権無視への憤りの声が上がり、一部就労継続支援Ａ型事業（以後Ａ型事業）の在り方への危惧の声が寄せられた。危機感を持った同志で、趣旨を「障害者も生きやすい世の中は、みんなが生きやすい世の中です」とし、2015年（平成27年）2月28日Ａ型事業所の全国組織として全Ａネットを設立した。

　障害者の就労支援は、大きな転換期を迎えている。一つは国連の障害者権利条約で、日本政府は2014年（平成26年）1月20日に批准している。先に批准したドイツでは、障害者作業所が廃止の方向で勧告を受けていて、福祉的保護就労分野を削減し一般就労へ統合してゆく方向である。二つ目は一億総活躍プラン、「働き方改革」であり、少子高齢化社会を迎え、労働力としての障害者の役割という視点である。近年、精神障害者の働く機会が増えているが、一般就労での障害者就労率は低く、働き方に合わせた人材を求めるのではなく、働き方を人間に合わせる工夫が必要である。

　昨年12月、超党派の国会議員によるインクルーシブ雇用議連が「障害者雇用・就労施策にかかる緊急提言（障害者にとってインクルーシブでディーセントな雇用・就労の促進に向けて）」を厚生労働大臣に提出した。我が国の障害者就労の現状が、一般雇用においても福祉的就労においても、障害者にディーセントワークが保障されているとは言い難い実態にあるゆえの改善の提言である。大いなる一歩になることを期待している。

　昨年度発生したＡ型事業所の閉鎖と利用者の大量解雇問題に関して、とかくＡ型事業について社会的評価のみが問題となっている。しかし、今回、Ａ型事業の成立した経過

を踏まえて、障害者就労支援制度におけるＡ型事業の課題と可能性について考えることは、時宜を得ているように思う。

## 1●Ａ型事業ができた経緯、成立とその後について

　障害者自立支援法の就労継続支援Ａ型事業の前身は旧法（措置制度）の福祉工場制度であり、その法的見解は、「福祉施設の一種である。ある程度の作業能力があるが、職場の設備、構造、通勤時の交通事情等のため、一般企業に雇用されることの困難な重度障害者を雇用（労働契約を締結）し、社会的自立を支援する施設である」というものであった。2006年度（平成18年度）の福祉工場の数（利用者数）は、身体36か所（1,320人）、知的69か所（1,800人）、精神18か所（411人）、計123か所（3,531人）と大変少ないものであり、関係者は慚愧たる想いであった。

　2006年（平成18年）障害者自立支援法の検討で、福祉サービス体系改編に伴う「福祉工場」の扱いについて議論された。当時、福祉工場への補助金が年々削減されていて、義務的経費への変更の要望が障害者団体等より出されていた。厚労省の原案では就労継続支援は雇用型のみであったが、障害者団体等の強い要請のもと、非雇用型（Ｂ型）が設定された。また福祉工場をＡ型事業（雇用型）に編入する条件として、①福祉サービス契約は必須とのことで、雇用契約との二重契約、②自己負担金発生（当時は応益負担）があった。利用者にしてみるとサービスの後退である旨、労働契約を持って、福祉契約とみなしてほしいと要望したことを思いだす。振り返ってみると、財源的な問題を除けば、旧福祉工場制度は良い制度であったと思っている。

　障害者自立支援法のスタート直後から2012年（平成24年）まではＡ型事業所数は微増であった。その理由は、最賃クリアのハードルが高いとの認識であったからであろう。しかし後ほど触れるコンサルタントの介在を境に、2012年ごろより増え始めた。それは、制度の利点（盲点）に気づいた多くの人たちによる起業であると思われる。事業所数が増加するに従い、福祉工場時代の賃金と比較して低いことや、一律短時間利用など一連の不適切な運営が問題となり、以後いくつかの厚労省通知の発出などがされた。

○2012年（平成24年）10月、短時間利用で一日の給付費を受給することへの対応の短時間減算。

○2015年（平成27年）9月、「適正な事業運営に向けた指導について」において、事業収入だけで最低賃金を支払うことが困難な事例、利用者の意向に沿った個別支援がなされていない一律短時間利用である事例、また不当に退所させ特定求職者開発助

成金を受給した事例などについて改善の指示がされた。

○ 2015年（平成27年）10月に2回目の短時間減算。

○ 2017年（平成29年）2月9日運営基準の見直しがされ、指定事業所数の総量規制、生産活動の事業収入から経費を除いたものが賃金総額を上回らなければならないこと、さらに運営規定の作成を義務付けられた。

○ 2017年（平成29年）3月30日厚生労働省障害福祉課長通知で、経営改善計画を提出後、改善の見込みがある場合、さらにもう1年の経営改善計画（計3年の猶予）を提出できるとされた。

（2018年（平成30年）3月厚生労働省発表で、実態が把握できた3,036事業所うち、経営改善計画を提出する必要がある事業所数は2,157事業所で71.0%であり、そのうち設立5年未満の営利法人が設立した事業所が49.7%）

規制を強化することは仕方がなかったと考えているが、根本的な対処でなく、対応が後手（対症療法）に回ってしまった印象を受ける。また制度の本質に迫るには、福祉工場とA型事業所は全く違うものであるという認識が充分でないように感じている。元をたどれば、福祉工場制度の検証が充分できていなかったとも言えるかも知れない。

## 2●全Aネットが行ったA型事業所の実態調査とA型の可能性研究について

2016年度（平成28年度）、ヤマト福祉財団からの助成を受け、A型事業所の実態調査を実施し、「就労継続支援A型事業所全国実態調査報告書」を取りまとめた。以下、代表的な特徴を示す。

①事業所の特性について、開設年では、2009年（平成21年）以降より増加し始め、2012年（平成24年）以降は毎年100事業所以上のペースで事業所が開設されていた。運営主体は、「企業」50.0%がもっとも多く、全体の半数を占めた。

②利用者の特性について、定員規模別では11〜20名が60.6%を占め、平均は18.8名であった。利用者の障害種別人数では、「精神」が実員総数の43.9%でもっとも多く、次いで「知的」37.5%、「身体」17.3%、「難病」1.4%であった。

③就業状況について、利用者一人あたりでみた月額賃金平均値は73,374円であり、実労働時間は、「週20〜30時間」が55.5%ともっとも多く、次いで「30〜40時間」が18.3%と続いていた。精神障害者比率では、時間が増えるにつれて割合が下がる傾向を示し、「10時間未満」では約7割、「40時間未満」では約2割となっていた。雇用保険が適用されている利用者は全体の93.3%であった。一方、社会保険の適

用者数は全体の18.8%だが、週平均労働時間30時間以上でみると、87.2%であった。

　もう一つの取組みは、2017年度（平成29年度）に日本財団の助成を受けて「中間的就労分野における基本的課題とＡ型事業の可能性検討事業」を実施し、全Ａネットが専門家による研究委員会を組織し、年9回開催し、活発な意見交換をし、報告書をまとめた。

### 3●倉敷市から始まったＡ型事業所の閉鎖と利用者の大量解雇問題について

　Ａ型事業を利用した貧困ビジネスは名古屋市から始まった。2009年（平成21年）愛知県知事の元私設秘書が取締役を務めていた福祉事業会社「ジョブスマイルサービス」が、Ａ型事業所の設立・運営のコンサルタント業務を始め、県内の約10事業者と約500万～1千万円で契約、県への事業申請を支援するなどした。2011年（平成23年）仲介手数料をめぐり「金額に相当する支援がない」と訴えられるトラブルが発生、愛知県が2月23日に調査に入った。新聞報道もされた。その後、元秘書は北海道に渡り、同じ手口で貧困ビジネスを始めた。前述のとおり、同じ手法のビジネスが全国に広まった。

　昨年マスコミを賑わしたＡ型事業所の閉鎖と利用者の大量解雇問題について、以下3件について報告する。

①倉敷・高松市の「あじさいグループ」

　2017年（平成29年）7月31日、一般社団法人「あじさいの輪」（2013年設立）と株式会社「あじさいの友」（2015年設立）が倉敷市5か所と高松市1か所の計6か所のＡ型事業所を一斉に閉鎖し、280名の利用者を解雇した。国・県・市は「再就職支援が不十分」として、障害者総合支援法に基づき勧告した。グループの経営するウナギの養殖と飲食店では障害者をほとんど働かせておらず、ダイレクトメールの封入などの軽作業をさせていた。採用見舞金と送迎付きを売りとしてパンフレットを配布、利用者を集め、銀行から融資を得て、ウナギ養殖等に投資し、経営に行き詰り、負債総額14億8千万円で破綻した。県は、ウナギ養殖に関しては福祉事業に当たらないとした。

②名古屋市などの「株式会社 障害者支援機構」

　2017年（平成29年）8月31日、運営する名古屋市2か所（2013年設立）、埼玉県2か所、千葉県1か所、大阪府1か所の計6か所のＡ型事業所を閉鎖、153名の利用者を解雇した。引越し作業用資材の洗浄、シャンプーの箱詰めなどの軽作業をさせていて、利用者と職員の3か月分の給与が未払いであり、負債総額1億300万円で

破綻した。経営者が私的趣味に運営費を流用していたことが、NHKハートネット
TV（2017.11.22）で放送された。

③福山市・府中市の「しあわせの庭」

　2017年（平成29年）11月17日、広島県の福山市と府中市で運営するＡ型事業所
2か所を閉鎖、利用者106名を解雇した。10月からの給与が未払いであった。作業
はパンの製造販売、パソコンでのデータ入力、ポップコーンの販売などであり、負
債総額2億8千万円であった。「あじさいグループ」と同じコンサルタントの指導を
受けていた。

　Ａ型事業は、最賃を支払うことが基本であるゆえ、生産事業収入に見合った人数の受
け入れ（雇用）が前提になるはずであるが、以上の3ケースでは給付費の受給を前提と
して、多くの利用者を集め事業を成り立たせていた。ディーセントワーク、障害当事者
の意向を無視した、あるいは念頭に置かないサービスであったと考えている。全Ａネッ
トでは、悪しきＡ型を以下のものと考えている。

- 継続的に収益の上がらない簡単な、達成感のない仕事を提供し続けている。
- 利用者の要望にかかわりなく、一律短時間雇用としている。
- 不十分な職員配置、施設環境で経費を節約し、サービス報酬費を賃金に充当して
　いる。
- 助成金（特開金）が切れる時期に退職に追い込む。

## 4●Ａ型事業に関する制度的な課題について

　制度の欠陥が、貧困ビジネスが入り込むスキを与えてしまったと指摘する意見があるが、しかし、Ａ型事業の成立とその後でも述べたが、当時の福祉的就労（雇用型）への貧困ビジネスの参入を想定できたであろうか？　大きな要因としてＡ型の制度的欠陥はもちろんあるし、対応が遅れたことも事実であったが、それだけでなく複合的な要素が絡みあって発生したように思える。以下いくつかの視点で考えてみたい。

①経営主体の半数が営利企業

　企業参入は、Ａ型事業所の裾野を広げ、経営感覚等について他のＡ型事業所にも
いい刺激になっている側面がある。また起業しようとしたときに比較的容易に設立
できる株式会社を選択するということもあるかもしれない。したがって企業参入を
一律に排斥することは適切ではない。しかし社会福祉法人等に比べ、Ａ型事業所を

営む企業の福祉事業としてのガバナンス監査機能が弱いのも事実であり、第三者機関による監査を義務付ける等の企業に対する監査機能の強化を検討するべきである。またA型事業所に参入した企業の障害者を親会社の雇用率に参入するグループ適用についても、労働施策として早期に議論を開始すべきである。

②7割の事業所で生産活動収支が赤字

　　生産活動の事業収入から経費を除いたものが賃金総額を上回らなければならないとされたが、7割が赤字であった。しかし2018年（平成30年）3月2日の通知で、基準が緩和され、経営改善計画書を提出させることのできる条件が「当面の間、生産活動に係る事業の収入額が利用者に支払う賃金総額以上である」となった。国としては、安易に事業廃止へ向けた指導等を行わないようにという趣旨である。しかしそれでも全Aネットの実態調査によると5割の事業所が赤字である。持続可能なA型事業にするには、経営が赤字になっている真の原因を検証しなければならないと考える。以下いくつかの方策が考えられる。

○経営的手法など、就労事業改善のための支援する制度を構築する。

○生産事業収入に、雇用の確保が目的の労働関係補助金を充当することは、妥当であろう。ただし貧困ビジネスのA型事業所に利用されない方策が前提である。

○良質の仕事の確保は重要である。A型に限らず福祉的就労分野への仕事の発注促進策として障害者優先調達法があるが、官公需が主であり、民間企業からの仕事に関しては適応外である。発注枠が法定雇用率に換算できる「みなし雇用制度」を望む。

○経営改善計画提出の判断基準について、収支が赤字だが、その他で実績（移行実績、賃金額、労働時間、重度障害者の受け入れ等）を上げている事業所については別の判断基準を望む。

○全Aネットとして、好事例集作成（平成28年度実態調査をもとに）とA型事業の評価（方法の検討）及び「良質なA型事業所」認定事業の実施などを検討している。

③給付費を賃金に充当してはいけない件

　　もともと労働生産性にハンディを抱えた障害者を雇用し、事業収入を黒字にすることは困難な事業である。生産活動の経費において一番大きいのは作業職員の人件費である。実態調査によると、生産事業での職員配置が大きく負担になっている。

　　たとえば、福祉会計と就労会計を別々に管理させるのでなく、統合した会計で、事業成果を評価することも有効かもしれない。税金が投入されているサービスの評価を考えれば、給付費総額と賃金総額の比較をすべきとの意見も注目に値する。し

かし、その場合でもその他で実績評価（移行実績、賃金額、労働時間、重度障害者の受け入れ等）も考慮すべきである。

④労働時間が20〜30時間の事業所が一番多く、利用者の4割強が精神障害者

　最賃をクリアする上で、支出を抑えるために短時間にせざるを得ない状況もあろう、又は良く解釈すればワークシェアリングであるかも知れない。しかし、本来一人ひとりの個別支援計画に沿った支援がなされるべきであり、一事業所だけで問題を解決しようとせず、行政やA型事業所間の調整で解決を図るべきである。もう一つの要因は長時間労働が難しい精神障害者の存在である。実態調査から、利用者の内、精神障害者の割合は43.9%であり、時間が短くなるほどその割合が高くなる。特に働き始め時点では短時間で週数日から開始する場合が多い。短時間労働になってしまう詳しい要因の把握が必要であろう。今後、調査研究を考えていきたい。また、2018年度（平成30年度）報酬改定では平均労働時間が基本単価の基準になったが、生産性の低い障害者が利用できなくなる可能性は否定できない。今後、様子の推移を把握していきたい。

⑤職業困難度評価（働きづらさ程度区分）

　現行では就労継続支援は障害程度区分がなく、経営改善計画提出の基準が生産事業収支であることや、平均労働時間をもとにした基本単価設定になったことを考えるとき、重度障害者を多く受け入れることに努力している事業所にとって、不利な条件になるであろう。障害者に対する就労サポートの程度・内容は、障害程度や各手帳の有無によってではなく、本来、各障害者の職業能力（または就業困難度）や就職準備性によって決められるべきであり、より合理的である。

⑥職員の給与の低さ

　職員数の不足、基本知識・スキル不足により、利用者個々の生活支援・職業訓練・就労支援プログラムを作成するためのアセスメントが適切でなく、早期離職、就職先でのトラブル、一般就職できる者のA型事業所での継続利用などの問題が生じている側面がある。実態調査によると、A型事業所の職員平均給与は、常勤職員（平均年収）は260.9万円、非常勤職員（同）116.0万円と、社会福祉関係事業所全体の職員平均と比較しても低い給与水準である。A型事業所職員の質の改善のためには処遇の改善が急務である。介護関係資格などを参考に、障害者の職業リハビリテーションに携わる者の資格（能力評価）制度を構築することが必要である。

⑦ハローワークにてA型事業所は求人、利用者は求職

　A型事業所を利用したい障害者はハローワークに求人先の情報を求める。A型利

用者は労働行政が適用される労働者であるゆえ、何ら問題はない。しかし、同時に福祉契約を結ぶ福祉サービスの利用者でもある。ハローワークが福祉の就労支援機関との連携を密にとり、安易にＡ型事業所を紹介することは控えるべきである。また計画相談におけるアセスメントを入念にし、受けるサービスの検証をし、その上で、利用が始まるような制度にしなければならない。また相談支援員が就労に関する知識を持っていなければならない。

⑧Ａ型事業を認可する権限は都道府県・政令指定都市・中核市

　　　行政の担当者から書類が揃っていれば、認可せざるを得ないとよく聞く。しかし申請内容の裏付けを求めることはできるはずである。たとえ認可してしまっても、定期的な監査にて判明するはずである。要は専門的な知識が行政にないことが原因であり、外部に審査を外注する制度を含め検討すべきである。


　Ａ型事業の可能性について、冒頭に述べたとおり、欧州をはじめとした就労支援制度の見直しは、より労働市場に近い形に統合されていく潮流である。福祉的就労は就労が難しい人に限定的なものにして、一般就労かソーシャルファーム企業が奨励されている。日本のＡ型事業の将来的な姿を日本版ソーシャルファームとし、制度設計を構想することはできないだろうか？　Ａ型事業の制度的な課題でも述べたが、福祉の給付金を利用者一人一人の職能評価による報酬単価に、一人一人の労働時間をかけたものを事業所の収入とし、福祉会計と就労会計を別にするのでなく、統一の会計とする。事業主体の形態は問わないが、しかし事業の成果については、福祉給付金額、生産事業収入額と賃金総額のバランスで評価を行い、詳しい事業報告と監査を義務づける。今後、諸外国のソーシャルファーム企業とＡ型事業の比較検討をしていきたい。

　Ａ型事業は福祉政策と労働政策にまたがる、中途半端な制度であると言われる。しかし日本の障害者就労支援制度で、一般就労が難しい人たちの働く機会の創出ということを考えるとき、Ａ型事業が大きな可能性を持っているように感じられてならない。今後の各方面の動向に注視してゆきたいし、一翼を担えればと考えている。

　最後に、この報告書で引用した全Ａネットが実施した３つの報告書「欧州における障害者の中間的就労分野に関する海外調査報告書――オランダ・ドイツ訪問調査報告――」「就労継続支援Ａ型事業所全国実態調査報告書――就労継続支援Ａ型事業の課題と今後のありかたについて――」「雇用と福祉にまたがる特性を活かし、新たな時代を切り開くＡ型事業所を目指して――Ａ型事業の可能性研究事業報告書――」については、全Ａネット HP に掲載していますので、ご覧いただければ幸いです。

**特集** 働くことの意義と支援を問う

# 大量解雇問題から今、思うこと

## 多田伸志
## 武内陽子

Tada Shinji
Takeuchi Yoko
特定非営利活動法人　岡山マインド「こころ」

## 1●はじめに

　平成29年7月、岡山県倉敷市に拠点を置く就労継続支援A型事業所運営法人（以下、「あじさいグループ」とする）において、約224人の障害者を一斉に解雇するというこれまでに例のない事態が発生した。倉敷市では同じような大量解雇が現在も連続して起こっており、現時点（4月15日）で556名もの障害者が不当に解雇され、この先も同様の手法で運営されている事業所を含めると700名を超える可能性もある。

　障害者の就労支援については、法改正が進む中で近年注目され、急速にA型事業所を含む様々な就労支援事業所が立ち上がり、障害者の一般就労への移行が進められている。岡山県内では、営利法人の参入もあり多くのA型事業所が設立され、人口比に対する事業所数の割合では全国で一番多い。このような状況の中で「悪しきA型」の実態改善のため、昨年4月に厚生労働省が補助金の支給要件を厳しくした矢先、大量解雇問題は発生した。

　岡山県では地元新聞社の精力的な取材により、継続して問題の報道が行われているが、「あじさいグループ」側は9名の弁護士を立て、「あらぬ風評被害で現在通っている利用者が不安になる」と、事実の公表を封じようとする動きもあり、事実の根深さもあいまって、実態の全容を開示しづらい状況がある。この問題が発生し10ヵ月経過した今でも、行政をはじめ自立支援協議会においても情報の公開がなされず、議論なきまま、A型事業所内で何が行われていたのか、なぜあれだけの障害者が集まったのかなど、問題の本質や課題が明らかにされていない。何よりこの問題に巻き込まれた障害者本人ですら「なぜこうなったのか分からない」という惨憺たる状況が生まれている。

また、筆者自身も含め、薄々知りながら見てみぬふりをしてきた多くの専門職のひとりとして、現在の状況の中で苦しさを感じ、数名の解雇者を支えることしかできない無力さの中で、どうすればこの先をいい形に繋げられるか、その責任を禁じ得ない。

　何故このような状況になってしまったのか。本稿では、法の不備、行政責任や経営者の問題に焦点を当てるのではなく、専門職としての姿勢について今一度、問い直す機会にしたいと考える。みんな「後ろめたい」のである。さらに、今後も同じような問題を引き起こす可能性があることを念頭に置き、今一度、一人ひとりがこの一連の問題は何であったのか、そこから見えたこと、足らないこと、私たちにできることは何かを考えることが必要である。

　この「事件」はまだ渦中であり、今後の検証から始めなければならない。専門家だけの議論でなく、「まちづくり」の視点と共にこの先を考えていきたい。

## 2●倉敷市を中心にした大量解雇問題の経過

　倉敷市に本部を置く複数の法人（平成26年指定）が廃止したA型事業所は、倉敷市、総社市、岡山市、そして隣県である広島県福山市、香川県高松市で13ヵ所に上り、550人以上の障害者が突然の解雇通告を受け、働く場や生活の基盤となる収入を失ったことになる。障害者でなかったらこのようなことが起こっただろうかという疑問を拭い去れない。

　倉敷市は人口48万人の中核市であり、事業者の指定権限や監査権限を持つ。なぜ倉敷市でこれだけの一斉解雇が起こったのか、それは意図的に倉敷市が狙われたのではないかと思えるほど集中した。また、この問題に対する倉敷市の対応が、始終受け身であり、情報開示がほとんどなされなかったことにも、この問題の隠された本質があるのではないかと考える。

〈これまでの簡単な経過を以下に掲載〉

| | |
|---|---|
| 平成29年6月末 | あじさい関連事業所で突然解雇通告（7月末で解雇）が配られる |
| 平成29年7月末 | 一般社団法人「あじさいの輪」関連5事業所・283人の利用者を一斉解雇 |
| 平成29年8月初め | 受入先として密かに準備されていた「しあわせ村（7月1日指定定員60名）」を倉敷市が廃止に追い込む。 |
| 平成29年9月半ば | あじさいグループ三社が9名の弁護士を立て、岡山地裁へ民事再生開始申し立てを行う。　　三社の負債総額：14億8千万円 |
| 平成29年11月半ば | 福山市・府中市で2事業所を運営する一般社団法人「しあわせの |

庭」が、17日付けで突然106名の利用者を賃金未払いのまま一斉解雇し破産する。　　　　　　　　　　　　負債総額：2億8千万円
（「しあわせの庭」は倉敷市の株式会社「フィル」の関連会社）

平成30年2月末　　　株式会社「フィル」が岡山市、総社市、福山市の事業所を廃止し、倉敷市内の3事業所に統合する。

平成30年3月16日　　株式会社「フィル」が賃金未払いのまま利用者167名を一斉解雇し破産。　　　　　　　　　　　　負債総額：7億8千4百万円

　「あじさいグループ」の一斉解雇後、倉敷市は「一斉解雇」の汚名を回避するために「株式会社フィル」（あじさいモデルのA型事業所）への指導を厳しくしていく。しかし、この指導を無視するように「フィル」は3月16日、一斉解雇を行うこととなる。そしてもう一つ、倉敷市内には80名の利用者を抱える「あじさいモデル」のA型事業所が存在し、今後の動向に目が離せない状況である。

　「あじさいグループ」や「フィル」は営利企業であり、監査も行われず、内部でのお金の流れが明らかにならない性質上、あれだけの公金が投入され、あれだけの負債を残した裏には、かなり不透明な部分がうかがわれる。

### 3●大量解雇問題に巻き込まれた人々から学んだこと

　私たちは倉敷市で大量解雇を引き起こした事業モデルを「あじさいモデル」と呼ぶ。特定求職者開発助成金（特開金）目当てに、とにかく利用者を多く集める事業モデルである。新聞広告に折り込まれた「障害者の方大募集」、「就労御祝い金3万円」、「ご自宅まで送迎」という文言が書かれた下品な広告チラシを手に、ハローワークの紹介で求職していった当事者たちは、実は、半信半疑で怪しいと感じながら扉をたたいた。そこでの仕事は本来のA型事業所では決してあり得ない、B型同様のネット折り、封入作業などであったが、「○○さん」と呼ばれ、虚構の体験であれ社会人（お客さま）として扱われた。利用者の多くからは、「あじさいグループ」の事業所に通うことで得られたものに、今までにない価値を感じたという声も聞いた。彼らが行っていた軽作業は、1時間当たりの平均売上が約20円、それで最賃のお金を得、家計の足しにし、ローンで車を買った人もいた。そして彼らにあてがわれた夢の時間は長くは続かず、最後は捨てられた。

　しかしその中で、障害ゆえのさまざまな不利益から底を打った人たちはどう感じていたのだろうか。さまざまな感じ方がある中で、私たちが気になることを上げてみたい。彼らが一時ではあれ感じたことは、彼らの言葉になり私たちが今まで怠っていたものを

多田伸志＋武内陽子

言い当てている。足らないのである。「A型へ行っても一般就労できる力はつかない、事業所もさせる気などない」「長く引きこもっていたが仲間と出会えて、動き始めることができた」「病院のデイケアより治療的だった」「最初から一般就労などできないと分かっていたが、自分の役割がうれしかった」などこれらの利用者の言葉から、私たちが提示している福祉サービスの質は、「あじさいグループ」の手法を超えていたのかと突きつけられる。

　そこにあったのは、明らかに「職場の仲間・同僚」であり、驚くべき報酬であり、忘れかけていた尊厳の喜びであった。それは一方的に与えられる一般就労への訓練ではなく、当事者参加の新しい就労支援の形を浮き彫りにすると同時に、障害者と呼ばれる人々、中でも精神障害者と言われる人たちにとって「働く」とはどういうことなのか、就労支援のあり方についても原点に立ち返って考えるべきことを教示した。

　これらについては、今回の問題に巻き込まれた利用者やその家族、職員から声を聞き、今後の就労支援のあり方について当事者、市民と共にみんなで話し合う「あじさい問題から考える会」で整理・議論されていたことでもある。今後も、当事者の声を聞き、皆で考え、誰もが参加でき公平に発言できる場の中で、当事者から学び続ける必要がある。

## 4● 「働く」とはどういうことか

　今回の一連の問題への対応として、各自治体や相談支援事業所、ハローワーク、就労支援事業所などが、解雇された障害者への職場の紹介、あっせんなどをおこなっている。しかし、未だに次の就職先が決まらない人が大勢おり、就職が決まった人も定着できず離職する人も多い。あじさいで解雇され、フィルで再び解雇された利用者もおり、その不信と不安は計り知れない。それ以上に、冒頭でも述べたように、自分が置かれてきた状況が分からないままの人、正しい情報を入手できる状況ではない人、そもそも何が起こっていたのか知り得ない人など、今後の生活に大きな不安を感じている人々がいる。これは雇用されていた障害者だけではなく、その家族や職員も同じであり、その怒りの矛先が見当たらない。

　私たちはこの問題から何を考えなければいけないのか。本誌のテーマである「働く意義」という点から考えてみたい。現在の就労支援は、「一般就労を目指す」、「高い賃金を得る」ことが主な目的となっている。どちらも大切なことではあるが、本来、「働く」目的は何か。働くとは会社を発展させるためにあるのだろうか。現在は、賃金を得るために社会や企業から求められる高い能力を発揮し、高いサービス提供をおこない、高い生産性を出すことが求められ、また、高い賃金を得られることに働く意義を見出す風潮が

ある。J. Young (2007) は有益な働き方を求める社会の在り方が、働く人々の生活をも脅かすことを指摘しており、金子 (2017) は労働とは生きることの一部であり、賃労働は絶対的なものではないとしている。さらに、加藤 (2008) は労働とは「人間を稼得的生産能力で評価するのではなく、存在そのものの価値評価をするものであり、生産性の低いものの生産性を高めていく志向性ではなく、自己実現、人格発達を志向するもの」としている。様々な事情によりそのレールに乗ることが難しい人や、市場原理に当てはまらない人々は、一般社会から排除されていいということだろうか。このように行き場が限定された人や行き場がない人は、そもそもディーセント・ワーク (Decent Work) を目指すことができないのだろうか。J. Young らの指摘より「働く」ことは人生の一部であり、自己実現を志向するものと考えれば、「働く意義」はその人の人生と照らし合わせて考えていく必要がある。本来、働く当事者に最大の利益 (報酬) を提供することによって、それを社会に還元することが、「働く」目的である。お金を得ることも大切であるが、地域からキチンと評価されること、生きる意味を獲得すること、これも大切な報酬のひとつであると考える。「働く意義」は、誰もが知り得ていることではなく、簡単に明らかになるものでもない。働き手の最大の利益を保障することは一つの事業場で完結できるものでもない。そのため、人との関わり合いの中で、お互いに成長していく時間や「働く意義」を考える過程を保障できるような仕組みづくりを皆で考えていく必要がある。誰もが社会の一員として、多様な「働く」ことを通して個々の課題、地域の課題など、顔をつき合わせ一緒に考えていき、お互いに失敗や苦労をしながら解決の道を探っていく時間と場所が必要である。

　私たちは、今回の大量解雇問題から誰もが安心して暮らしていくためには、一人ひとりが何をしなければいけないのか、今、何ができるのか考える機会を得た。この中で、その人が「働く」ことと、その人の人生を切り離すことはできないと考えるため、人が生きることという視点から、働く場だけでなく、暮らしや仲間・居場所、地域の方々が集う場、まちづくりの拠点整備を一体的におこなっていく中で、皆でその中身を試行錯誤し、その人その地域での「働く」を創っていく必要があるのではないだろうか。

[参考文献]
* Jock Young：The Vertigo of Late Modernity、2007 (木下ちがや、中村好孝、丸山真央訳：後期近代の眩暈──排除から過剰包摂へ──．青木出版社、2008)
* 金子充：就労支援の意義と課題．日本社会企業論研究会研究報告資料、2017年8月
* 加藤博史：福祉哲学──人権・生活世界・非暴力の統合思想──．晃洋書房、2008

多田伸志 ＋ 武内陽子

**特集** 働くことの意義と支援を問う

# 基本的人権と労働の権利の意義を問う

## 中村敏彦

Nakamura Toshihiko
一般社団法人ゼンコロ　会長

## ●はじめに

　働くことは単に収入を得るだけでなく、人としての尊厳を確認できる重要な意義をもっている。また、障害を理由に労働力や可能性を否認することは、障害者の人権を無視した行為にもつながると考える。障害者の労働問題は歴史的にも古く、その環境は改善されてきたという節もあるが、根本的な人権問題を含み多くの課題を残している。

　2014年1月、わが国も障害者権利条約を批准した。第27条労働及び雇用では、「締約国は、障害者が他の者との平等を基礎として労働についての権利を有することを認める。」としている。本稿では、人権や労働権に関する国際的な動きを振り返りながら、国の制度による初めての福祉工場を開設した当法人の歴史を簡単に触れ、国内の取組み、現状と課題、これからの展望について考察してみたい。

## 1●障害者権利条約への結実

### (1)国際人権規約から障害者権利宣言へ

　戦争という悲惨で残虐な行為に人々は多くを学んだ。それは、人権保護運動へと発展し1948年には世界人権宣言が国連で採択された。第1条では「すべての人間は、生れながらにして自由であり、かつ、尊厳と権利とについて平等である。人間は、理性と良心とを授けられており、互いに同胞の精神をもって行動しなければならない」と定めた。

　世界人権宣言を基礎に、1966年には経済的、社会的及び文化的権利に関する社会権規約（A規約）、市民的及び政治的権利に関する自由権規約（B規約）が採択された。A規

約には、「労働の権利を認め、この権利を保障するため適当な措置をとる。この権利には、すべての者が自由に選択し又は承諾する労働によって生計を立てる機会を得る権利を含む。」とあり、国際人権法にかかる人権諸条約の中で最も基本的かつ包括的なもので、すべての者の労働の権利が示された。さらに1975年には、障害者の権利に関する宣言が国連総会で決議された。この宣言は、障害者権利条約に繋がる極めて貴重な宣言であった。

### (2)国際障害者年からの継承

1981年、国連が定めたこの国際年はテーマに「完全参加と平等」を掲げた。具体的な行動計画の中では、1) ある社会がその構成員をいくらかでも締め出すような場合、それは弱くてもろい社会であること。2) 障害者は社会の中の異なったニーズを持つ特別な集団ではなく、通常の人間的なニーズを満たすのに特別な困難を持つ普通の市民であること。3) 障害という問題は個人とその環境との関係としてとらえる方が、より建設的な解決の方法であること。4) 社会は物理的環境や保健、教育、労働、その他文化的生活全体を障害者に利用しやすいように整える義務を負い、これは障害者のみならず社会全体にとっても有益であること。を指針としてノーマライゼーション思想を定着させた。この基本理念である「完全参加と平等」を実現するために、「国連・障害者の十年」、「アジア太平洋障害者の十年」と続き、10年毎に新たな戦略のもとに確実に引継がれている。

### (3)保護の対象から権利の主体、包括的な雇用の場を目指して

1993年、国連が採択した機会均等化に関する基準規則により、障害者の機会均等化は人的資源を動員しようとする多方面にわたる貴重な貢献であるとしており、障害者に対する社会的価値観は保護の対象から権利の主体へと発展していく。

2002年から5年をかけて障害者権利条約アドホック委員会が開催され、委員会には、「国際障害コーカス」という障害者の組織が結成された。その際、合言葉となったのが「私たちのことを私たち抜きに決めないで」である。様々なテーマで議論し各国政府にその意見を伝える過程では、代替雇用について、開かれた労働市場への移行を進めるためのすべての可能な措置を創設すべきという案を含め、代替雇用の明文化には賛否両論があったという。反対の論拠は、明文化すると労働権利の水準を低くするという懸念であり、国際障害コーカスは代替雇用ではなく、開かれた労働市場で障害者の雇用が保障されるべきと主張した。

## (4) ILO (国際労働機関) の貴重な価値観

ILO は1983年、「職業リハビリテーション及び雇用 (障害者) に関する条約」第159号を採択し、障害者の適切な雇用と社会統合を確保することをめざし、「正式に認定された身体的または精神的障害の結果として、適当な職業に就き、それを継続し、それにおいて向上する見込みが相当に減少している者」のために適切な職業リハビリテーションの対策を講じ、雇用機会の増進に努めるものとした。同時に採択された同名の第168号勧告では、保護雇用を認め、さらに詳細に規定した。

2007年、全国福祉保育労働組合が日本障害者協議会 (JD) などの支援を受け、日本の障害者雇用施策は、国際労働機関 (ILO) の「職業リハビリテーション及び雇用 (障害者) に関する条約 (第159号)」及び関連の勧告に違反するとして提訴を行った。この提訴に対してILOから出された報告書では、同条約に違反があるとは認定しなかったものの、特に福祉的就労について、同労組の主張をほぼ容認している点は貴重である。

## 2●ゼンコロの始まりと現在

一般社団法人ゼンコロは、結核回復者を中心に1961年に発足した。戦後間もない当時の結核は日本の国民病といわれ、新薬による化学療法が確立されるまでは常に死亡原因の首位であり続けた。伝染病であったがゆえに家庭・職場・地域から疎外され、退院後も病歴を隠して仕事を探した。そして、医師や医療従事者の協力を得ながら、生存権を掛けた労働を伴う活動に繋がっていく。20年余りは障害福祉の対象外で極めて厳しい事業運営を強いられた。熊本、福岡などで始まったアフターケア・コロニー建設運動は、兵庫、岡山、東京へと拡大し、同じ志を持つ組織は全国で40ヶ所を超えるまでに広がったが、残念ながら社会の無関心や無理解により、その多くは途中で挫折せざるを得なかった。そんな環境の中、1949年、4人の結核回復者により全国コロニー第1号となる「コロニープリント社」が熊本で設立された。

現在は10法人で構成されており、2017年3月末で168の事業所を運営し、障害者が2,171名、その他の利用者 (障害児・介護対象高齢者等・登録者) 3,369名、非障害者1,656名を含めた合計で7,196名が籍を置く。障害者2,171名の内、276名 (12.7%) を雇用し月額平均賃金は192,796円を支払っている。本来は企業等で活躍できる能力を十分に持った人たちであるが、継続して働き続けることを強く望んでいる。会員法人が実施している事業は、障害者・児支援事業の他、介護保険対象事業や区市町村からの受託事業など、地域ニーズに応じて幅広く展開している。

当事者達による創設という背景から、働くことをつうじて社会参加し、自立することに努力してきた経緯がある。ゼンコロは、働きたいと希望する誰もが、基本的には経済社会の中で雇用されることが望ましいが、それが実現するまでは、一時的あるいは継続的に社会的支援のもとで労働環境を整えるべきと考えている。

## 3●わが国の変遷と評価

障害者の雇用・労働問題は、少なからず社会の経済環境に影響されている。福祉との連携による経済活動への参加を、より推進していくことが重要だと思われる。

### (1)行政措置の時代

第二次世界大戦敗戦を機に、GHQの指導の下で社会福祉施策が打ち出され、日本国憲法に福祉が位置付けられた。その結果、1946年「生活保護法」、1947年「児童福祉法」、1949年「身体障害者福祉法」いわゆる福祉三法が、さらに1951年、福祉事業の受け皿として民間の社会福祉法人が事業を行う「社会福祉事業法」が制定された。行政措置は、国の責任を前提とした社会福祉の基礎構造を形成して始まった。

### (2)世界的潮流への逆行

一般就労への促進を図る目的で1960年「身体障害者雇用促進法」が制定された。一方同年には、援護施設を中心にした「精神薄弱者福祉法」が制定され、障害種別ごとの施策が展開されるとともに、以後、特に知的障害者等の入所施設が増加するなど、「ノーマライゼーション思想」に向かう世界的動向とは相反する終生保護の施策がとられた。

精神障害分野では1964年のライシャワー事件を契機に、翌年には「精神衛生法」が改定され、以後、精神科病床も世界に類をみないほど増加の一途を辿ることになる。1970年「心身障害者対策基本法」が制定されたが、その目的は発生の予防や施設収容等の保護に力点を置くもので、しかも、精神障害者は除外されたままであった。

1976年には「身体障害者雇用促進法」が大改正され、努力義務であった法定雇用率制度が義務化されるとともに納付金制度が導入された。

### (3)遅れを取り戻したかに思えたが…

1981年「完全参加と平等」をテーマとした国際障害者年を契機に、わが国でもようやくノーマライゼーションの理念が普及し、施設入所中心の施策に対して、地域福祉を推

奨する方向に動いた。身体障害者雇用促進法は、知的障害者も対象として1987年「障害者雇用促進法」に改定されるなど、雇用対策でも重要な変更がもたらされた。1990年「福祉八法改正」においては、身体障害者福祉法や知的障害者福祉法に在宅福祉サービスが法定化されるとともに、地方分権化が推進された。1993年「心身障害者対策基本法」は「障害者基本法」に改定され、定義の上では三障害の統一が図られるとともに、「精神保健法」もこの流れを受け、1995年、目的に自立と社会参加促進を取り入れた「精神保健及び精神障害者の福祉に関する法律」に改定された。しかし、家族依存という深刻な問題は残しており、この課題は、家族に重い負担を課し、障害者に対する重大な人権侵害を生み、あるいは社会的入院・入所の要因となっている。1999年「精神保健福祉法改定」までは、精神障害者の保護者は日々の生活の介護だけではなく、治療を受けさせ、他人に害を与えないよう監督する義務を負わされていた。

### (4) 社会福祉の深刻な事態

　1990年代に始まったバブル経済崩壊は、社会福祉基礎構造改革の論議を本格化させた。少子化、高齢化社会の将来予測も相まって、国の財政問題を背景に、社会保障の考え方に大きな舵取りが実施されることとなる。

　利用者本位のサービス、多様な経営主体の導入、市場原理による質の向上、透明性の確保と公平・公正な負担などを強調し、2003年には従来の措置から契約へと支援費制度が施行され、潜在していた居宅支援などのニーズが飛躍的に進んだことにより、財政問題はさらに深刻化していった。そして、財政破綻を理由に2006年に障害者自立支援法が施行された。この法は、審議段階から障害程度区分、利用者負担、介護保険との統合などを巡って多くの問題点が指摘され、施行後も全国的な反対運動の中で、応益負担を違憲とする訴訟や支給決定の取消しなどを求める訴訟が起こるなど、日本の社会福祉の歴史上、類をみない事態を引き起こした。2010年には廃止を閣議決定し、国は違憲訴訟団と基本合意を結び、新たな制度設計の検討組織として、障がい者制度改革推進本部を設置した。2011年には同本部総合福祉部会から骨格提言が提出されたが、期待された新たな障害者総合支援法には、基本合意ならびに骨格提言の多くは反映されなかった。

## 4●具体的な実態と課題

　わが国では福祉制度に基づく就労支援事業所等と労働施策による企業等（特例子会社含む）の二つに分断され、福祉制度に基づく労働の場は労働法が適用されず、所得保障

も極めて希薄である。この数年わが国が取ってきた福祉施策は、市場原理主義をベースに、低福祉高負担、自己責任、小さな政府を推進し、政府が市場に放任することであった。この改革によって、社会的に生きにくさを抱えた高齢者や児童、障害者、生活困窮者などの生活は向上したのだろうか。

### (1) 労働施策の雇用実態と課題

厚労省で毎年実施している50人以上規模企業の雇用率調査（グラフ1）では、2016年には47万5千人が雇用されている。平均雇用率は1.92％で毎年微増しているが、2.0％に届いていないばかりか、法定雇用率達成企業は48.8％しかない。そして、短時間労働や有期限雇用など多様な雇用形態には、本人が望まない契約が存在していることが散見され、企業等にとって、障害者雇用がリスクやコストになり得ている可能性がある。4月からは精神障害者も対象となり、法定雇用率はさらに引き上げられるが、現施策の延長で限界はないのだろうか。

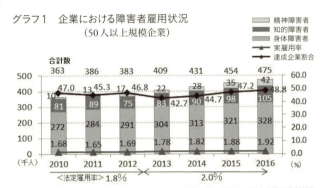

グラフ1　企業における障害者雇用状況（50人以上規模企業）

### (2) 福祉施策の就労実態と課題

近年は、一般労働市場への移行が強力に推進されているが、福祉就労の場でやりがいを持って働く多くの労働者の存在を軽視してはならない。

就労継続支援A型事業の多くの前身は福祉工場であった。障害者自立支援法が施行され、民間企業等が参入してからは、2006年度10万1千円だった月額平均賃金（グラフ2）は、最低賃金減額特例や短時間労働等で、2014年度には6万6

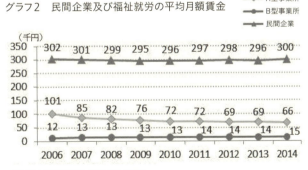

グラフ2　民間企業及び福祉就労の平均月額賃金

【出典】工賃実績調査（厚生労働省調査）
民間企業は賃金構造基本統計　所定内給与額の推移（総務省統計局調査）

中村敏彦

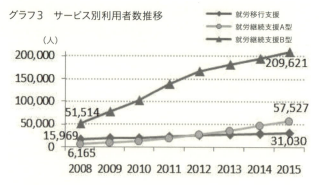

グラフ3　サービス別利用者数推移
【出典】国保連データ（各年とも3月サービス提供分）編集

千円まで低下している。

一方で、職場環境が整い、個別の障害理解のもとに専門性の高い支援を提供する福祉事業所は、本人が希望し選択している職場になり得ていることも少なくない。

就労継続支援B型事業の実態は労働者だが、2014年度の月額平均工賃は1万5千円という極めて少ない工賃であり、雇用関係もない。その背景には事業者の努力不足や仕事の質や量の課題もあるが、最大の要因は障害が理由であり、労働対価の原則では事業所が労働成果以上の工賃を支払うことは極めて困難である。また、障害者雇用率が微増の一方で、福祉就労サービスの利用者数（グラフ3）は増加し続けており、就労移行が進んでいるとは言えない状況なのである。

### 5●人権・労働権が尊重された労働の場への展望

障害者権利条約の採択後は、国際的にも労働市場に開放すべきという論調が強いが、障害の重軽によらず働きたいと思うすべての障害者が実現することは、現在の労働の定義や労働対価の仕組みでは極めて困難である。これからのあるべき姿を考察してみたい。

#### (1) 真の配慮は、信頼関係が伴ってこそ

障害者差別解消法や障害者雇用促進法では合理的配慮が実質的に明示された。障害者権利条約は「すべての人権および基本的自由を享受し又は行使する〜」という基本概念を実現するための前提であり、さらに、「障害のある労働者と労働者全般との間の機会及び待遇の均等という原則を推進し且つ尊重を確保するうえで不可欠である」と指摘する。障害者理解は進んだというが、まだまだ知られていないことが多いし啓発活動も不十分である。合理的配慮は決して物理的なことだけではない。それぞれの地域で住民がお互いの存在を認め、積極的対話や信頼関係によって導かれるものである。

## (2) 福祉を伴った労働環境の整備を

ILO委員会は、「授産施設で行われる作業に適用される基準は国内状況を考慮する必要があるとはいえ、これらの基準もまた機会及び待遇の均等などの条約の原則に従わなければならないことに注目する。条約の目的である障害者の社会的経済的統合という観点から、障害者による貢献を十分に認識するという目的のため、授産施設における障害者が行う作業を、妥当な範囲で、労働法の範囲内に収めることは極めて重要であろうと思われると結論する。」と指摘している。

能力開発や労働環境をさらに改善させることで、障害を理由とした職業的差別の解消は一歩前進する。あらゆる労働の場で、個別に必要な支援が受けられる制度設計に道を拓くべきであり、福祉は必要としている人すべてに届くことが重要である。

## (3) 社会福祉事業は営利のみを目的にしては成立しない

障害者自立支援法施行により、就労系支援事業は第2種社会福祉事業に位置付けられ、事業経営の主体は、営利法人を含むすべての法人が参入できるよう規制緩和された。結果的に利益を生まなければ廃業し、多くの当事者達が被害を受けた。社会福祉事業の分野は営利目的市場でなく、制度面では国や地方自治体が責任を持ち、事業者は当事者と共に、対象者の人格、尊厳に責任をもって運営すべき領域である。採算性を過剰に重視した事業では成立しないのである。

## (4) 新たな可能性、一例

IT革命は、障害者を取り巻く社会環境に大きく貢献した。近年では、飛躍的な発展に伴い在宅雇用・就労の機会は着実に増え、重い障害や疾病のある方にとっては貴重な働き方になり得ている。2012年には、就労継続支援A型、B型事業にも採用された。正式に「在宅で利用する場合の支援」が定められ、2015年度からは就労移行支援事業も利用が可能となっている。課題としては、就労時に公的ヘルパーが利用できない点などが挙げられるが、働くことを希望する重度障害者を対象に、職場を自宅という環境で想定し、必要な就労準備を経て職業へつなげていく取組みは大きな可能性を秘めている。

### ●まとめに

昨年7月、就労継続支援A型事業所の閉鎖、障害者の一斉解雇が相次いで報道された。この事業は、障害者自立支援法を根拠法として、それまでは、第1種社会福祉事業に位

置付けられていたものである。この法により第2種社会福祉事業に位置付けられ、様々な事業者の参入を認めたことにより、事業所数は昨年で3,455ヶ所と当初の20倍以上に急増した。障害者福祉が市場原理に晒された結果、熱心に取り組んでいただいている企業等がある一方で、一部の心無い企業により、給付金目当てに運営するなどの適正を欠いた実態があることを関係者は指摘してきた。厚生労働省は給付金の使途について制限を設けるなど対応策を講じたが、運営する資格のない事業者には極めて冷静に対応したと判断できる。しかし、最も被害を受けたのは、解雇された当事者達であることを看過してはならない。

　障害は固定的ではなく時代や環境によって変化し、発展し、場合によっては衰退し得る概念であると理解している。わが国には、障害者自立支援法の廃止に伴う、総合的に施策を見直した「障害者総合福祉法の骨格に関する総合福祉部会の提言」という貴重な提言がある。また、今年2月には、現状の障害者労働・雇用問題を改善すべく、超党派による「障害者安定雇用・安心就労の促進を目指す議員連盟」(略称：インクルーシブ雇用議連)が設立された。障害者権利条約で繰り返される「他の者との平等を基礎」として、ごく当り前のことを実現できない人たちが数多く存在することを認識し、働きたいと願う人にとって、ディーセント・ワークやインクルーシブな労働環境の実現につなげたいものである。

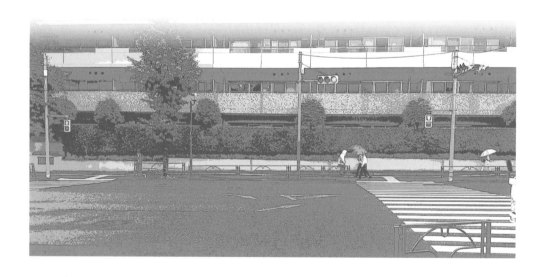

**特集** 働くことの意義と支援を問う

# 障害福祉サービスの就労支援と就労の意義

## 森 克彦

Mori Katsuhiko
アンダンテ就労ステーション

## 1●はじめに

　「自分と同期の友人たちは、ほとんどが会社勤めをしていて、年収にすると何百万円も稼いでいる。当然、年金をはじめ、老後の貯えもしている。いくら頑張ったって、パートの仕事にしかつけない自分は、ワーキングプアから抜け出す事ができない。結局、最終的には生活保護に頼ることになるんだったら、やるだけ無駄ではないか。」

　何年か前、就労相談の中で、ある利用者からそう言われたことがある。千差万別の事情があるので一つの議論に括ってしまうことはできないが、少なくとも学校を卒業してから定年を迎える年齢まで就労する、という標準的な稼働年齢の過ごし方と比較すれば、途中にブランクが生じていたり、そもそも卒後すぐに就職できなかったりした事情を抱えていると、生涯賃金で追いつくことは確かに困難になってくる。さらに、正規雇用ではなく、パートタイム就労だと年収ベースでも大きな差がついてくることは避けられない。しかし、だからといって自分のできる範囲で働くということは決して無駄などではないはずだ。様々な角度から話してみたが、彼は最後まで納得できないままで、結局、挑戦することを途中で辞めてしまうことになった。

　とにかく働きたい、と願う利用者を前に、今できるだけのことをするのが現場で就労支援に携わる者の役割である。しかし同時に、障害を持ちながら働くとはどういうことなのか、ということについて考察を深め、彼らの人生にとっての就労の意義とそこに寄り添う支援のあるべき姿について、政策提言も含めた議論を続けることもまた、重要な使命である。

## 2 ● 所得の面から見た就労

少々旧いデータになるが、厚生労働省の平成25年度障害者雇用実態調査によれば、雇用形態の内訳で正社員となっている者の割合は、身体障害者は55.9％、知的障害者は18.8％、精神障害者は40.8％とされている。一方、総務省統計局の労働力調査によると同時期の全労働者では正社員は63.3％となっており、両者の間には比率に明らかな差がある。

精神障害者についてはここ数年で新規雇用が飛躍的に伸びているが、有り様が大きく変わったとは思えない。平成29年9月の「第1回今後の障害者雇用促進制度の在り方に関する研究会」にて示された「事務局資料3　障害者雇用の現状等」には「全ての障害種別において、年々、短時間労働者の割合は増加しているが、身体障害や知的障害よりも、精神障害に多い。」と書かれている。施策で見ても、平成30年の雇用義務化に伴い、5年間の時限措置ではあるが、「精神障害者である短時間労働者に関するカウント方法を0.5人ではなく1.0人としてカウントする」という特例が設けられた。精神障害者に短時間労働が多いということを端的に表している。

また、賃金に関しては、前述の障害者雇用実態調査によれば、平成25年10月の平均賃金は、身体障害者は22万3千円、知的障害者は10万8千円、精神障害者は15万9千円となっているのに対し、全労働者の平均賃金は29万5千円（厚生労働省、平成25年賃金構造基本統計調査）とされている。比較するための調査ではなく、集計の仕方も異なるので単純に比較することはできないが、全労働者と障害者の間に開きがあることは否定できない事実ではないかと思われる。雇用形態や就業時間からすれば、当然の帰結である。

加えるならばそうした生活への影響を保障するために障害年金という制度が設けられているが、就労が継続しているということでその受給が停止される事例がどんどん増えている。所得格差はそのまま彼らが受けている制限を表しているはずであるが、そこが勘案されている気配は残念ながら、ない。さらに、日常生活を維持するために必要な支援を受けるためにも、いまだに自己負担を求められている現状では、健康で文化的な最低限度の生活を営む権利すら脅かされていると言わざるを得ない。

また、たとえば、就労継続支援B型について、障害福祉サービスの報酬改訂の概要には、「障害者が地域で自立した生活を送ることができるように、利用者に支払う工賃の水準が向上するために必要な支援を行うことが重要である」と書かれている。工賃とは、本来経費として確保されるべき賃金とは異なる。生産性の問題から、最低賃金以上の額

を確保できないために、必要経費を差し引いた収益を分配するというもので、「地域で自立した生活を送ることができる」ような金額ではありえない。就労継続支援B型事業で「働く」障害者の労働を、金額でしか評価できないというならば、最低賃金を確保することが困難であるという時点で一般の労働に対して価値が低いというレッテルを貼っているという結果になってしまう。

　以上のような点において、障害者の就労を所得保障の問題からだけでとらえようとすると、解決することが困難な矛盾が残るのである。経済的に自立できなければ働く意義はないのだろうか。社会参加の価値と生活保障とは切り分けて考えるべきではないだろうか。

## 3●生活における就労と当事業所の取り組み

　ICF（国際生活機能分類）では、障害を生活機能全体の関連性の中でとらえようとしている。就労をその文脈でみると、心身の機能や健康状態によって活動領域としての就労に関する能力は制限を受ける部分があるが、就労場面の広がりの中で活性化され、逆に機能回復や安定につながることもありうる。さらにそれらは、本人を取り巻く支援や制度などの環境や、本人自身の価値観や態度とも密接に影響を与え合う。

　働く障害者本人は、就労についてどう感じているのだろうか。この稿を書くにあたって当事業所の就労継続支援A型事業にて就労しているメンバー10名に、働いていることについての感想を尋ねた。特にこちらの意図するところを伝えたり、何らかの議論をしたわけでなく、本稿のタイトルだけで、参考にさせてもらいたいので、と単刀直入に質問しただけだが、次のような意見が出された。

- 張合いが大きくなって、休日が充実してきた。
- 休日が待ち遠しくなった。
- 生活にメリハリがついた。療養していた10年くらいの間は布団に潜り込んでいただけだったが、社会貢献している実感を持つことができた。
- 経済的にも気分的にも余裕が出てきて、（病状が）揺れにくくなった。
- 生活リズムができ、やりがいも感じられるようになったので酒がうまくなった。
- 社会から必要とされている、という実感がうれしい。
- 生活のリズムができて、楽しい。
- （清掃作業に携わっていると）きれいになっていくので、手ごたえとやりがいを感じる。お疲れさまと言ってもらえるのが嬉しい。

- 一日が早く終わるようになった。(物品配達の仕事では) 働いていなければ見られない部分 (舞台裏) まで見られる。
- 仕事が楽しい。なくなったら困る。

　このように、ほとんどが仕事そのものの楽しさや社会とのつながり、余暇の充実といった感想となっている。リズムやメリハリ、あるいは休日の充実など、まさに生活機能全体への影響がある、ということ。さらに、張合いややりがい、社会貢献への実感など、実存に触れる個人因子の領域にまで言及されている。就労が生活機能の全体を向上させる可能性を持っているということであり、この視点は、生産性とは別のところに価値があるということを表している。

　当事業所は日常清掃と物品・郵便配達の委託業務を行っている就労継続支援A型事業と併せて、就労移行支援事業と就労継続支援B型事業を実施している。就労移行支援事業だけでなく就労継続支援事業との多機能型で展開しているのは、標準利用期間が2年と決められているために一歩を踏み出せないでいるメンバーや、なかなか先に進めずに焦ってしまうメンバーにもじっくり時間をかけて取り組むことができる環境を用意するためである。

　そこでの職業準備訓練の場としては、模擬職場「てくてく商會」を運営している。雑貨と手作り惣菜の100円ショップであるが、小規模の店舗で価格も100円均一であるということ、経営母体の総合病院の前での運営であり、客層も、病院スタッフや利用者、近隣住民、など当院の利用者でもあるメンバーにとっては顔馴染みが多いということなどで取り組みやすく、見えやすいという特徴がある。

　安定した就労生活を続けるためには、能力や体調といった側面だけでなく、個人因子として確かなセルフエフィカシーを持つことが重要である。それが過大でも過少でもない就労におけるセルフイメージにつながり、自信やゆとりといった要素を生み出すからである。それらは就労のためのエネルギーを安定させる。セルフエフィカシーは社会関係の中で育まれるものであるが、罹患により失われ、あるいは希薄になった社会関係の中では低下しがちである。

　自分たちが買い出しをしてきた食材が、目に見える惣菜に仕上げられ、「おいしそう」というお客様の反応を見て、小さくガッツポーズをするメンバー。レジで応対したお客様から「ありがとう」と言われ、声をさらに大きくして「ありがとうございました」と送り出すメンバー。1日の活動を終えて、「お疲れ様でした」とあいさつしていく彼らの声には充実感がにじんでいる。それらは、金額に置き換えることができるような質のもの

ではない。しかし確かに、そうした日々の手ごたえを積み重ねる中で、セルフエフィカシーが改善され、就労生活に向けての生活機能全体の基盤になっていると思われるのである。早期に就職先を探し、本人の就労現場での訓練・支援を中心とするという手法が多くなってきている中で、あえて模擬職場を運営しているのは、そうした積み重ねが重要だと考えているからである。

その他、個別の課題の克服、参与観察によるアセスメント、信頼関係の構築を準備訓練の目標として挙げている。個別の課題は、能力開発というより基本的労働習慣の確立というあたりに力点を置いている。また、参与観察は就労支援事業所の持つ強みであり、準備が整ったメンバーと「次」に進むタイミングを見極めていく重要な鍵となる。準備訓練での様々な体験を共有することで、それぞれの現場に出かけていき、そこでの問題を一緒に乗り越えるための、信頼関係を醸成する。

そうした実践の中で大切にしていることの一つは、就労を目指して来所している以上、もちろん就労生活の実現が目標であり、制度が求めている就職後6か月と言わず、3年と言わず、エンドレスで支援を続けるということである。抱え込むという意味ではなく、新たな関係を作ることに不安や負担感を持つ利用者が安心して働き続けられるために、「支援はいつか切れてしまう」という不安を解消するためである。

同時に、就労に向けて取り組んだ結果、就労以外の生活を選ぶという結論も、尊重することも重要であると考えている。大切なことは本人が自らの生活についてどう自己決定していけるかという点であって、その自己決定がいかに良質な、満足のいくものでありりうるかということが、支援の本質だからである。

## 4●施策としての就労支援

では障害者の就労について、支援の制度は、ニーズと合致しているのだろうか。今春、いわゆるトリプル改訂と言われている報酬改訂の中で、障害福祉サービスの就労支援の関連事業についても報酬体系が大きく変化した。基本報酬に加算をつけるという形で政策誘導がなされてきたものが、今回の改訂では基本報酬そのものに段階をつけるという形に変えられた。加算は政策誘導のための手法であるだろうが、報酬の本体に段階をつけるとなると、事業そのものを規定することに他ならない。その分、明らかになった制度の問題点について、事業ごとに考えたい。

## 5 ●就労移行支援事業

　2年間という標準利用期間で、一般就労を目指す。ある意味一番分かりやすい事業であり、その課題も明確である。いまだに3割強の事業所が就職実績0％というところである。ただ、その根本的な理由についての議論はあまり見受けられない。技術的なことや環境的な整備にばかり関心が向いているが、そもそもこの事業に取り組むにあたっての動機は、働きたいと願う障害者の思いに応えたいというものだけになっているのだろうかという部分についての精査は必要かと思われる。

　また、標準利用期間の設定について、最大1年間の延長も含めて期限が定められているという前提は、自信を持てないでいる障害者が、利用をあきらめてしまうハードルになってしまっている可能性がある。さらに、実際に利用を始めても、期限が迫って来るというプレッシャーがストレスとなってしまう場合もある。定められた期間の中でだけ挑戦できるという仕組みは、それぞれのペースでの取り組みを阻害してしまうことにもつながってしまう。低減制であってよいので、本人があきらめるまでは挑戦できるという仕組みはできないものだろうか。

## 6 ●就労継続支援Ａ型事業

　最も問題が多いとされている事業の一つであるが、そもそも「企業等に就労することが困難な者」を対象としながら、「最低賃金を得るに足る仕事」の提供が前提となっているのは決定的に論理が破たんしていると言わざるを得ない。もちろん、どう考えても最低賃金分の収益があるとは思えない作業を安易に提供してしまっている事業者の意識にも問題があるが、事業としてそもそも成り立ちえない制度設計が最大の問題である。賃金を支払うための生産活動が必ず黒字でなければならないという前提は理屈ではあるが、運営への工夫だけでそれが可能になるならば、赤字になる企業はそもそも存在しないはずである。

　制度設計の矛盾や制度運用における対応の遅れから起こっていることが明らかだとするなら、昨年度から起こり始めている事業の閉鎖に伴う大量失業の問題は、事業者の責任のみではなく、行政不作為によるものであると言える。

## 7 ●就労継続支援Ｂ型事業

　就労継続支援Ｂ型事業は、今春の改訂では平均工賃の額によって報酬が決定されるという仕組みとなった。もちろん、工賃を引き上げようとする方向性は、決して間違えているわけではないし、利用者も望むところであると思われる。しかし、既述の通り、最低賃金の保障ができない工賃を経済的自立や生活の質の観点から見てしまうべきではないし、工賃がすなわちサービスの質であるという前提は、優先されるべき支援の本質が見失われていると言わざるを得ない。

　就労継続支援Ａ型にも共通しているのは、その事業の内容は「生産活動その他の活動の機会の提供、その他の就労に必要な知識及び能力の向上のために必要な訓練、その他の必要な支援」とされているにも関わらず、報酬の設定にしても様々な指導や調査にしても、厚生労働省の関心はほぼ前半の「生産活動」の部分にのみ向けられていて、後半の「訓練、その他の必要な支援」にはほとんど触れられていないということである。支援は本人にどう関わり、支えるのかということが中心であるが、こと就労継続支援事業ではそこに言及されることがない。就労が数値でしかとらえられていない結果としか思えない。制度全般について言えることでもあるが、労働の場面と日常生活の安定は切り離す事ができない、とされていながらも、報酬上の評価としては労働面にのみ特化されており、支援のあり方や質については触れられていない。効果測定の困難な部分なので、政策化することも容易でないことは確かだが、極めて危険な傾向であると言わざるを得ない。

　もう一点、この事業には深刻な問題がある。いわゆる「就労アセスメント」である。特別支援学校の卒業生などが卒業後の進路として就労継続支援Ｂ型事業の利用を希望する場合、就労移行支援事業所にて短期間のアセスメントを実施した上で、適切なサービスを決定するという内容である。本人の可能性を探り、そうしたアセスメントを経て、就労につながったという事例もあり、確かに有効な部分もある。しかし、本人の希望や自己決定権はどこに消えてしまったのだろうか。社会福祉基礎構造改革は、サービスの自己選択による自己決定の保障が大きな柱ではなかったか。厚生労働省は選別のためではないと言い切るが、アセスメントを受けてみたいという希望に沿うのではなく、全員に強制する仕組みというのは表現をどう変えようがまぎれもなく選別に他ならない。とても本人の側に立った制度とは言えない。

森　克彦

## 8●就労定着支援事業

　今年度より新たにスタートした事業であるが、精神障害者の就労については定着率の低さも課題であると言われてきた。既出の障害者雇用実態調査結果報告書（平成10、15、20、25年度）（厚生労働省障害者雇用対策課）によれば、平均勤続年数は身体障害者が10年、知的障害者は7年9ヶ月、精神障害者は4年3ヶ月となっている。やはり既出の賃金構造基本統計調査では全労働者の平均勤続年数は11.9年としており、どの群との比較でも精神障害者の勤続年数が短いことは確かである。就労支援事業を経て就職した障害者を、それまで関わってきた支援者が引き続き支援する仕組ができたことは評価できると思われる。

　ただ、この事業に限ったことではないが、就労定着について、あくまでも就職した先の企業での就労継続が大前提とされている。もちろん、体調や病状変化の問題、職場環境等の問題等、「本当は続けたいが続けられない」という本人を支えるという視点は重要である。しかし同じところで働き続けることだけが必須条件とされることにも問題は残る。当事業所でも、一旦就職して解約となった利用者が、退職をして再利用という場合が少なからずある。その中には、やむを得ず退職を余儀なくされ再チャレンジ、というケースばかりでなく、短時間からステップアップしたい、自信を取り戻せたので、さらに力を発揮できる仕事や本来やってみたかった仕事に転職したいという声も少なからずある。転職にも、光が当てられる必要はあると思われる。

## 9●障害福祉サービス等情報公表制度

　制度に関してもう一点。情報公表制度の運用のための準備が始まっている。同制度は「都道府県知事が報告された内容を公表する仕組みを創設し、利用者による個々のニーズに応じた良質なサービスの選択に資すること等を目的とする」とされている。確かに利用者がサービス選択をするための情報保障は重要な鍵となる。しかし、規定されている情報の内容や形態は、まるで法律用語の羅列である。やむを得ないのかもしれないが、一般市民がサービスを選択するにあたって利用者が必要としている情報とは、ずれてはいないだろうか。

## 10 ● 終わりに

　就労準備の期間において店頭に立ち、顔見知りの医療従事者を相手に接客対応をしている当事業所のメンバーの表情には、緊張と共に照れくささとか誇らしさを見ることができる。医療従事者の側もそうした彼らの姿に感動し、励まされている様子がうかがえる。就労継続支援A型事業についても、各現場に清掃業務や用度物品・郵便物のデリバリー業務で入っていく彼らの様子を見て、医療での関わりの先にそういう姿があるのだということに改めて気づき、勇気づけられた、と聞くことが多い。病気を安定させるためではなく、その先にある挑戦する生活を取り戻すことが、医療の本来の目的である。就労とは本来、そうした豊かさを伴う営みであるはずである。

　働く意義や目的など、本来他人から規定されるべきものではない。労働の価値は社会にとって、という側面と、本人自身の生活にとって、という二つの側面がある。制度も実践も、本人の側の視点からずれていないだろうかということを常に点検される必要があると思う。

［参考］
＊平成25年度障害者雇用実態調査　厚生労働省障害者雇用対策課
＊平成25年度労働力調査　総務省統計局
＊第1回今後の障害者雇用促進制度の在り方に関する研究会　事務局資料3「障害者雇用の現状等」厚生労働省職業安定局
＊平成30年度障害福祉サービス等報酬改定の概要

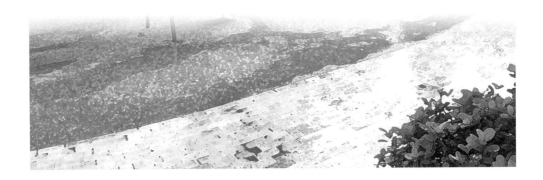

**特集** 働くことの意義と支援を問う

# 私たちは
# 「誰のために」「何のための」支援をするのか

## 山本美紀子

Yamamoto Mikiko
社会福祉法人プライム／障害福祉サービス事業所すまいる [高崎市]

## 1●「作業所の頃」

昭和51年、「障害者の権利を守り生活の向上をめざす小平の会」が東京都小平市に「あさやけ第2作業所」を開設しました。ここが精神障害者小規模作業所のはじまりで、その後全国に広がっていきました。そしてその多くは家族会の方々によって立ち上げられていきました。

昭和63年、群馬県西部保健所のデイケアに通う家族によって発足した高崎地区精神障害者家族会 (以下「ポプラの会」) も、我が子らの働く居場所をという思いで、平成6年10月「ポプラ作業所」、平成11年11月「こうめ作業所」、平成13年「椿町作業所」を開設しました。当時の作業所の1年間の運営費補助金は現在の1か月分の訓練等給付費と大差ありません。このために家賃や必要経費を支払うと職員の賃金を賄うこともままならず、家族と有償ボランティアが職員を担い、資金調達のために定期的にバザーやチャリティダンスパーティを開催しました。利用者支援とはまた別の忙しさや大変さがありました。

「ポプラ作業所」は次の場所が見つかるまでの間という約束で、高崎市障害者会館の宿直室をお借りしていました。精神障害者のための作業所の物件はなかなか見つからず、やっと見つかったのは築40年の一軒家で、6畳の和室を3部屋つないで作業室に、2階は休憩室と静養室にして、作業所が本格的に稼働しました。

作業室は大人20人が作業するには少々手狭で、奥の人がトイレに行くときは手前の人が順に立ち上がらなければなりません。服薬のため水分を多く摂るので、しょっちゅうこれが繰り返されました。

汲み取り式のトイレは、湿気の多い日に鼻をつまみたくなるひどい臭いを放ちました。ヤマト福祉財団から助成金をいただき、下水道の引き込み工事をして水洗トイレになった時は、臭いから解放され快適になりました。

作業中にホッチキス針の入った重い箱を持ち上げると古い床が抜け落ちるなど、古い建物は次々に問題が起こりましたが、作業所はいつも笑いに包まれていました。

また毎日昼時になると、ボランティアや家族会の方がおいしいみそ汁を作ってくださり、身も心も温かくなりました。

利用者は20代から40代の働き盛りの男性がほとんどで女性の利用者は2～3名でした。訓練のための作業は、地元企業からいただいたホッチキスの箱詰めのみで、利用者に支払われる工賃は時給50円程、いちばん多い人でも1か月5,000円になればいい方でした。明日が納品日という日に「こんなことやってられるか!!」と集団でエスケープされ、納品できなくなったことは今でも忘れられません。

「自宅以外の居心地の良い場所」を提供したいと考えていましたが、熱心に仕事したい人、のんびり過ごしたい人と通所の目的は人それぞれ、居心地の良い空間をつくることは簡単ではありませんでした。

しかし、作業所の利用は就労継続支援B型事業所となった現在よりずっと自由で、気が向いた時だけフラッとやって来る人、午前中アルバイトをしてから来る人、昼食をとり仕事に出かける人など様々でした。この頃の精神障害者の方の働き方はクローズ（障害を隠して）で短時間のアルバイトをするか、職親（社会適応訓練事業）を利用して働く人がほとんどで、今のように企業の雇用率達成のために雇用される人はいませんでした。

職親の多くは良心的な中小企業や個人事業主が多く、ある事業主は事業主に払われた助成金（1日2,000円）を良かれと思って給与に反映させてくれました。このため2年が経過して助成金がなくなると給与が減り、本人が嫌になってしまい辞めてしまうという残念なことがおきました。それ以後は「助成金は事業主に支給されたものなので受け取っていただき、2年後も賃金を下げずに雇用し続けてください。」とお願いしたものです。

## 2●小規模通所授産施設へ

平成12年、社会福祉基礎構造改革の中でうち出された社会福祉法人認可基準の緩和方策で「小規模通所授産施設」という名称の新しい施設制度が設けられました。「障害者通所授産施設」の定員を引下げ、施設は賃借でもよいとする要件の緩和です。当時、定

員20名の通所授産施設の委託運営費（東京都の場合）の年額は身体障害約3,200万円、知的障害約3,900万円、精神障害約2,500万円でした。これを小規模にすることで運営費年額は一律1,100万円に引き下げられました。授産施設との格差を問題視する声もありましたが、精神障害者の小規模作業所を営む者にとっては「明るい光」でした。

「ポプラの会」は高崎市障害福祉課のバックアップをうけながら、平成13年9月26日「第1回社会福祉法人設立委員会」を発足させ、社会福祉法人格を取得し小規模通所授産施設の設立を目指すことになりました。

そこで設立の事務手続きを学ぶため、全国精神障害者地域生活支援協議会（以下「あみ」）が開催する「小規模通所授産施設設置運営研修会」に参加しました。これが私と「あみ」との出会いです。

その後、設立委員会と家族会は一丸となって、社会福祉法人になるための資産要件1,000万円の調達に奔走しました。

平成14年、高崎市の土地を借用し、精神障害者社会復帰施設整備費補助金に申請しました。しかし、申請した2,400万円の施設整備費は支援費制度の事実上の破綻の影響を受け、不採択になってしまいました。

すぐさま「あみ」に相談し助言を得て、報道や地元の有力者への働きかけをしました。その後も紆余曲折がありましたが、精神障害者社会復帰施設整備費補助金の不採択は撤回され、平成16年6月24日社会福祉法人プライム設立、同年7月1日「小規模通所授産施設すまいる」が開所しました。

「すまいる」という名は利用者が「いつも笑顔でいたい」という思いを名づけたものです。

## 3●「就労支援」

新しい建物で「小規模通所授産施設」がはじまると、通所する利用者数が増え、利用時間も長くなっていきました。同時に就労を希望する人が増えていきました。

私はその頃、小規模通所授産施設は作業をしたり、居場所であったりするところだと思っていたので、就労したい人は自力で探すか、障害者就業・生活支援センターに就労支援をしていただいていました。しかし、ストレスで不調になる人、病気が再発し重症化して入院してしまう人、中にはいざ初出勤という前日に自殺未遂してしまう人がでてきました。就労することは喜ばしいことのはずなのに、より不幸になってしまっています。

「利用者の本当の思いがどこにあるのか、どうしたいのか」を把握するためにアセス

メントを実施すると「本気で就労したい人」「就労したいけれど不安な人」「就職活動をすることで満足する人」「本当は今のままがいい人」など様々な意向があることがわかりました。インフォーマルな就労支援の始まりです。

本気で就労したい人には「どうしたら就職できるのか」「就労を継続させるために必要な力は何か」を個別に計画し実施しました。

その時に支援した中の一人は、約10年過ぎてもフルタイムで精密機械工場に勤務しています。会社で困ったことや納得のいかない時、もっと自分に合う良い仕事先があるのではないかと悩んだ時、今でもたまに相談があります。

彼は数年前に結婚しましたが、それは辞めずに続けられる源になっていると思います。

憲法に「すべて国民は、勤労の権利を有し、義務を負ふ」と謳われているように生きるために働き、収入を得ることはもちろん必要です。しかし同時に、精神障害をおったことで失われた自信や幸せを取り戻す権利を持っていることを忘れてはいけないと思います。私は「働いて（働けて）良かった。幸せだ。」と思ってもらえるような支援を目標にしています。

## 4●「障害者自立支援法施行」

小規模通所授産施設がやっと軌道に乗りはじめた平成18年4月1日、障害者自立支援法が施行され、「小規模通所授産施設」という体系は平成24年3月31日でなくなることになりました。今度は自立支援法の新体系に移行する必要がでてきたのです。

「すまいる」のほかの2か所の作業所は、平成19年4月地域活動支援センターⅢ型に移行しました。

高崎市との話し合いで「すまいる」は就労移行・就労継続支援B型に移行することになりました。しかし、移行するには解決しなければならない問題がありました。

ひとつは当時、群馬県では自前の物件でないと新体系移行の認可が下りませんでした。既存の「すまいる」の建物では施設要件を満たさないのです。しかし弱小の当法人には基本財産以外の資金はありませんから、要件を満たす施設を造ることもできず困っていました。隣の栃木県では賃貸物件で認可していたので、早いうちにほとんどの作業所が新体系に移行しましたが、群馬県は賃貸物件を良しとしなかったので、新体系への移行率が全国的にも極めて低かったのです。県に対してこの状況を訴えましたが「県の裁量です」という答えでした。

平成21年4月、現理事長夫妻との運命的な出会いがありました。二人はこれまでの

ような内職をメインにした精神障害者の作業所ではなく、より良いサービスを提供できる場所を造りたいと思い土地と建物を購入し、施設申請を試みたものの、実績要件を満たさず断念したところでした。実績要件はあるが建物がない私たちと、建物はあるが実績要件がない理事長夫妻が共同することになったのです。

　はじめは半信半疑の理事の方々でしたが、理事会で直接ご本人から説明していただき承認を得て、土地と建物の無償譲渡契約を交わしました。無事に県の認可が下り、新しい「すまいる」が誕生し、現在に至っています。

　もうひとつは、「就労」を前面に打ち出す自立支援法に、少し戸惑っていた私の心の中の問題です。これまで仲良く一緒に過ごしてきたのに、ある日を境に「私は働く人」「私は働かない人」に分かれるような、もっと嫌な言い方をすれば「私は働ける人」「私は働けない人」と分かれるような気がして、利用者を傷つけてしまうのではないかと悩んでいたのです。しかし移行してみると、一人一人が自分で自分の居場所をすんなりと決めることができ、ホッとしました。

## 5●「就労移行・就労継続支援B型」

　平成23年4月1日、「すまいる」は就労移行支援6名・就労継続支援B型10名の「すまいる京目」、就労継続支援B型10名の「すまいる柴崎」の多機能型事業所として再出発しました。

　京目の就労移行支援では主たる訓練を弁当の製造とし、98.82m²の厨房を用意しました。また、精神障害者の方々は疲れると幻聴や妄想がひどくなることを考慮し、不調時に休むための静養室も併設しました。弁当は当日朝の電話注文で数の変更があるため、臨機応変を求められるストレスフルな環境ですが、その人に合わせて休みながら少しずつ進めていくことで、ほとんどの人が大崩れせず5時間の作業をこなせるようになります。実際に疲れた時、不調やパニックになった時にどう対処するのかを経験することで、就労後も自分で対応できるようになっていきます。

　献立に合わせた写真と箇条書きの工程表を用意し構造化することで、作業にできるだけ戸惑いが少なくなるように配慮しました。例えば、今自分の切っている野菜が最終的にどんな料理になるのかを示すことで、慣れれば自分で考えて作業を進めていくことができます。また、お弁当を作るのに一番大事なのは衛生管理です。体を清潔にして毛髪や爪を整え、洗濯された白衣を着用し、厨房の清潔のために掃除は念入りに行う。これらは就労だけではなく、普段の生活にも生かされます。

週1回のSSTでは、主に考え方やコミュニケーションの取り方の練習をします。もちろん毎日の一つ一つが個別のSSTだと考え、モデリングを示すことで、知らないうちに少しずつ良いコミュニケーションがとれるようになっていきます。このほか希望者には週1回のパソコン教室を実施、休み時間は自由にパソコンを使うことができます。さらに履歴書の書き方や面接の仕方、職場見学や実習を行うことで9割近くの方が、就職し1年以上辞めずに働き続けることができています。

京目の就労継続支援B型は作業のための仕事探しから始まりました。地元の商工会や知り合いにお願いをして、現在は事務用品の組立、LED電球の点燈検査、ダイレクトメールの封入やラベル張りをしています。優先調達法が施行されたおかげもあり、官公需で施設清掃の委託も受け、通年の施設外作業が3か所、夏場の除草作業が1か所あります。このほかに弁当事業部から弁当の配達、弁当箱の洗浄、厨房の清掃、精米、野菜の下洗い等を請け負っています。

これまで「小規模通所授産施設」として使っていた柴崎は、居場所として利用している人たちの意向をくみ、そのままの形を残したまま就労継続支援B型へ移行しました。

「すまいる」の平成29年度の平均工賃月額は18,332円、時給は333円でした。精神障害者の方は利用時間が短かったりお休みが多かったりするので、厚生労働省の求める工賃実績報告の計算式では、利用が安定している身体・知的障害者の方に比べ低い工賃が算出されてしまうのが残念なところです。

就労継続支援B型事業は、工賃を賄う収入を得るために企業と同じように「利益を上げること」と同時に「障害者支援」をこなさなければならず、職員は日々葛藤しています。

## 6●「障害者福祉が商売になるとき」

運営費補助金という形で収入を得ていた時は、対象経費支出が補助金額を超えないと返還しなければならず、超える金額が多ければ多いほど自己負担も多くなります。もちろん対象外経費は自己負担で、必ず自己負担金が発生します。この自己負担金を作業所のときは家族会が、小規模通所授産施設のときは寄付金で賄っていました。

自立支援法の障害福祉サービス事業に移行し訓練等給付費を受けるようになると、これまでのように経費の不足分を捻出する必要がなくなり、事業運営は想像以上に楽になりました。扶養の範囲で働くパートの職員だけではなく、男性職員や資格を持った若い職員を雇用できるようにもなりました。

平成25年には地域活動支援センターの1か所を就労継続支援B型に移行するために、

基本財産で土地を購入し、銀行から建設資金の融資を受けました。作業所の頃、銀行に融資の相談に行き門前払いに近い扱いを受けた嫌な思い出がありますが、その頃の対応とは雲泥の差で私たちをお客様として扱ってくれるのです。お金ありきの対応なのだと思うと複雑な心境です。

　同じように、これまで運営費補助金の時代には見向きもしなかった企業が、「障害福祉サービス事業」に参入する所以はそこにあるのだろうと思います。障害者福祉が商売になる時代（とき）が来たのです。

## 7●「あみ」として

　就労継続支援A型の問題を初めて耳にしたのは、平成26年1月に愛知県の理事が「愛知県内にA型事業所が急に増え、最低賃金が支払われるA型事業所に利用者が移ってしまい、B型事業所の利用者が減っている。」別の理事から「石川県でもA型事業所で千羽鶴を折っているところがあるが最低賃金が払えているのが不思議だ。」という話を聞いたときです。群馬県にはまだそういう事例がないので私には実感がありませんでした。

　理事会でそのことを話し合いましたが、良心的なA型事業所もあり、すべてのA型事業所が悪いわけではないので「あみ」として動きようがなく、問題のあるところは淘汰されるから見守ろうという結論になりました。この結果に愛知県の理事はがっかりしたようでした。

　「あみ」という組織として動くことはできませんが、その後もA型の問題はとても気がかりでした。同年8月30日に障害者福祉会館（港区）で開催された「悪しきA型問題を考える会」(NPO共同連主催)には当法人の職員を派遣して情報を収集しました。

　報告をうけた情報は自分の想像をはるかに超えており、A型事業所開設のためのコンサルタントが、成功報酬やフランチャイズ加盟金の多額なインセンティブを得ているという、福祉畑の人には考えもつかない経営戦略です。残念ですが、ゼロ金利やマイナス金利で利回りの悪い時代において、給付費と特開金で二重の収益を生むA型事業所に利益を追求する人たちが群がるのは至極当然だったと思います。

## 8●「就労支援事業所の問題」

　昨年、岡山や広島、愛知のA型事業所が経営破綻し、働いていた障害者が一斉に解雇されるというニュースが取り上げられ、その後も全国で障害者の解雇が相次いで発覚し

ました。

　平成12年の障害者自立支援法では規制緩和が行われ、株式会社等が障害福祉サービス事業に参入できるようになった結果、市場競争が起こり、多様なサービスの提供という良い効果をもたらしました。しかし一方で今回の大量解雇の問題の一因にもなりました。

　某テレビ局のニュースのコメントでＡ型事業所に対して、行政が最低賃金を支払うための収入をあげられるよう支援をしていく必要があると言っていました。もともと基準省令には、生産活動に係る事業収入から生産活動に係る事業に必要な経費を控除した額に相当する額の支払いを規定していますので、事業を開始した時点でこれが担保できていなければならないはずです。その収入を確保できないので、Ｂ型事業所を選択しているところも多いのではないでしょうか。厚生労働省はじめ行政の方々にはこのことも念頭に置き、公平公正にＡ型事業所を支援していただきたいと思います。

　Ａ型事業所の問題以上に驚いたのは、福岡市内の９つの事業所が不正受給で取消になったことでした。

　その内容は就労支援サービスを偽装したグループが架空の事業所を開設し不正請求、実地指導当日には職員と障害者を急きょ集めてパソコン操作等の光景を見せていたというものです。福岡市は５日間の張り込みを行い、活動の実態のないことを明らかにし、平成29年1月に刑事告訴、7月には3人が詐欺容疑で逮捕されるという、とんでもない組織的犯罪が起きたのです。同じ障害者福祉事業を営む者として本当に残念でなりません。


## 9 ● 「働くということ」

　どうしても事業所の破綻による大量の解雇や不正受給という大きな問題に目を向けがちですが、他にも問題があります。

　提供される仕事といただく賃金が見合っていないことです。高度な技術や特殊な仕事を除けば、ほとんどの人は自分の労働と賃金が見合っています。今はそこまでひどくないでしょうが、折り紙をしたり、アニメを見たり、簡単な内職をしたりして最低賃金を得ることが当たり前になれば、他で働くことは厳しいでしょう。重労働を強いるわけではありませんが、多くの人は自分の働きに見合った対価を得ているということを知ることは大切なことだと思います。

## 10 ●「おわりに」

　各地で就労移行支援や就労継続支援Ａ型事業所が爆発的に増えたときに、群馬県内では他県ほど増えませんでした。以前は群馬県の施設申請の許認可が厳しすぎると思っていましたが、今回は厳しい対応が良い結果をもたらしたようです。今更ながらですが、許認可は厳しくあるべきだということを実感しました。

　平成29年4月、就労継続支援Ａ型における適正な運営に向けた指定基準の見直しが行われてから1年余が過ぎました。

　事業所に与えられた経営改善のための1年間の猶予期間が終わろうとしています。今後は経営改善計画書に基づく実行状況と経営改善状況が検証されるでしょう。行政は実際に利用者が通う事業所へ、勧告や命令等を発報するという苦渋の決断を迫られるかもしれませんが、利用者の方へ良質な障害福祉サービスが提供されることを第一に、適切な判断と指導をしていただきたいと思います。

　私たち事業者も「誰のために」「何のための」を考えながら、日々支援をしていきたいと思います。

　……Nothing About Us Without Us（私たち抜きに私たちのことを決めないで）を大切に……

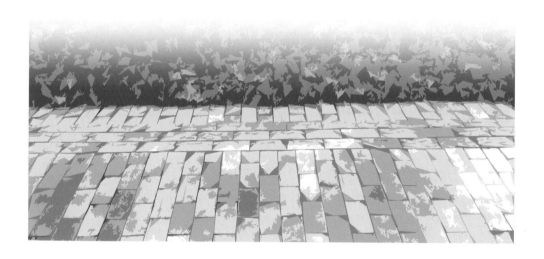

**特集** 働くことの意義と支援を問う

# 精神障害者の就労支援と精神医療の相互支援について
―実際にどのような連携が可能か

## 西尾雅明

Nishio Masaaki
東北福祉大学せんだんホスピタル

## 1●「働くこと」をめぐる動き

　昨今、雇用のあり方が大きく変わりつつある。障害者雇用においても、平成23年に改正障害者基本法で合理的配慮という言葉が記載され、26年には障害者権利条約が批准された。また障害者雇用促進法改正により、事業主に合理的配慮の提供が義務づけられることになった。さらに、30年4月からは精神障害者の雇用義務化が開始された。これによって何が変わっていくのだろうか？

　今後、法定雇用率の引き上げを見越して、精神障害者の雇用をより積極的に行っていく企業が増えていくのではないかと推察される。一方で近年、精神障害者の就職者数は増え続けているが、短期間で離職する人も多くみられている。就職するだけでなく、働き続けていくために何が必要か、どうすればよいのか、も問われている。

　本稿では、精神科医として、精神障害者の就労とそれにかかわる支援をどのように考えているか、また、就労支援と精神医療との相互支援の重要性について、さらには具体的にどのような連携が可能か、などについて明らかにしていきたい。

## 2●「働くこと」を支える経験から

　おそらくどんな精神科医でも、生りたての頃から就労支援に興味があるといったことはまずないであろう。筆者は精神科医となって5年目に、デイケア常勤医として1年あまりを過ごし、そこで障害者職業センターなどの社会資源を具体的に知り、就労を志すメンバーやそれを支える同僚のスタッフを身近に感じる機会に恵まれた。それでも、ど

●081

ちらかと言えば、精神障害のある人たちが無理に働く必要はなく、社会の側が様々な形での社会参加を、時には社会参加をしないことを受け容れることが大切だと考えることの方が多かった。

　就労支援により本格的にかかわるようになったのは、ACT (Assertive Community Treatment) や IPS (Individual Placement and Support) モデルの援助付き雇用の臨床研究と実践に出合ってからである。いわゆる福祉的モデルや段階的モデルでない、利用者の強みや希望に着目して医療と一体化するアプローチのなかで、他のやり方では一般就労に結びつかなかった人たちが成功するプロセスを共有する機会に恵まれたと言える。さらに、認知機能リハビリテーション・プログラムと援助付き雇用を組み合わせたモデルの臨床研究に携わることによって、援助付き雇用のみでは首尾よくいかない人たちの成功を目の当たりにすることもできた。近年、援助付き雇用に多面的な認知機能回復プログラムを組み合わせることが、症状の改善にも就業面のアウトカム向上にも有用であることが指摘されている。プログラムでは、認知機能改善のために開発されたPCソフトなどによるトレーニングへの参加が求められるが、その成果は認知機能の改善による純粋なものだけではなく、トレーニングの段階で利用者の認知機能や物事への取り組みについての長所と短所を、利用者と支援者の双方が把握することができ、それらをもとに、利用者が職場に適応するための個別戦略を検討しやすくなる面も大きいことを学んだ。

## 3●「働くこと」をどう考えるか

　言うまでもなく、働く、働かないは障害をもつ本人が決めることであるし、社会参加には多様な形態がある。利用者の「働きたい」の背景にも、「収入を得たい」、「職種自体に興味がある」、「周囲に勧められてその気になった」、「家族と距離をとる手段として活用したい」、「一人前にみられたい」、など様々な動機が想定される。しかし、多くの当事者にとって、「働くこと」は重要な自己実現の形であるから、働くことができない当事者のストレスを慮り、「働きたい」という想いが満たされていない現実とのギャップを埋めるための手助けをすることは大切なことである。医療や福祉が、利用者のリカバリーや自己実現を応援するための一手段であるとしたら、それぞれの領域で、あるいは各領域で協働しながら、「働くこと」を支援することが重要であることは論を待たない。良く言われることかもしれないが、就労支援によって得られる成果とは、職に就くとか長く働き続ける、収入を得るといった面だけでなく、自己効力感を向上さ

せて抑うつを改善させる、幻覚や妄想の世界から距離をおくことを可能にする、孤立感の解消、覚せい剤やアルコール依存からの回復等、広い意味で治療成果につながることも少なくない。特に薬物依存などでは、薬をやめることは比較的容易いが、やめ続けるためには強力なモチベーションが必要である。「今のこのやりがいのある仕事を失いたくない」という想いが薬物を断ち切り続けるうえで重要であることは容易に想像できるであろう。

　以前、ある自治体で生活保護要否認定にかかわる仕事をしたことがある。特別なことがなければ、主治医が記載した要否意見書の内容は、100％通るしきたりになっていたのを思い出す。それらの書類の中には、生活保護を受けている患者が就労可能かどうか、その理由を主治医が記載するものがある。当時、「＃1　アルコール依存症」、「＃2　うつ病」と診断されている患者の全例で、「就労よりも治療が優先」と記載されていた。就労が、ある種の「治療」として作用する可能性があるという認識は、もっと多くの精神科臨床スタッフがもって良いものと思われる。

## 4●「働くこと」を支援することで支援者が学ぶこと

　支援者が就労支援にかかわることで、支援者としての力量が上がることや、そのことが結果としてサービス利用者の満足度を高めるという視点も大事だと思う。ここでは、支援者が就労支援に携わることで学びうることを三つ挙げたい。

　一つ目は、より質の高い連携とケアマネジメントに関する視点である。就労支援の成果を上げるためには、利用者に対する医療支援と日常生活支援などを適切に統合することが肝要なので、支援者のコーディネート力や他職種・他機関との連携力が求められる。科学的根拠をもつ実践として国際的に知られているIPSモデルの援助付き雇用において、就労支援担当者は、①当事者、②家族や医療・生活面で当事者を支援する専門家など、当事者を取り巻くネットワーク、③雇用主、のいずれにも目配りしながら支援活動を展開することが求められる。何かが起こった時に、①〜③のいずれかにどんな問題が生じたかをアセスメントし、状況によってはそれぞれのレベルに働きかけ、時には対応のヒントを引き出すこともある。つまり、就労支援の実践を重ねることで、「就労支援」という枠を超えて、精神疾患をもつ人たちの地域生活支援に必要な、関係作り、アセスメント、支援計画の作成、主治医や家族・雇用主や地域住民とのネットワーク作りなどの技術が高まるだけでなく、視野が広がり、何より大切な、利用者の希望に寄り添うという、臨床家としてのより良い姿勢を身につけることが可能になるであろう。その意味では、

日頃は直接携わっていない医師や看護師といった専門家も機会があれば是非、かかわっていただきたいのが就労支援である。

　二つ目は、心理教育的視点である。相澤は著書「現場で使える精神障害者雇用支援ハンドブック」（金剛出版）の中で、「筆者の経験では、自分の病気や障害に関して日常生活で気をつけることや周囲に配慮してほしいことがわからない、調子を崩さないための工夫や調子を崩したときの対処方法がわからない、さらには自分の病気がどのようなものか主治医から十分に説明されたことがないと話す人までいます」と述べている。心理教育的アプローチは必ずしも医師だけの専売特許ではないが、実態としてはこのような現実が多いのだと思われる。職場へのアプローチにおいても、雇用した障害者がもつ障害や疾病のこと、さらに関連する他の問題について十分な知識がなく、対応に不安を抱いている雇用主や同僚に対して、障害や疾病について必要な情報を伝え、具体的な課題にどのように対処するかを双方向的に検討することで、職場の人たちが彼ら自身の仕事に取り組みやすくなり、障害者雇用をうまくやっていけるという気持ちがもてるようエンパワメントすることを目的としたアプローチが必要になるが、そのような場面において、心理教育の素養やセンスが活かされないはずはない。

　三つ目は、アンチ・スティグマ的視点である。ここで特に注目したいことは、就労支援活動の成果向上が精神障害に対する無理解や偏見を是正し、一方で、周囲の理解や受け容れの改善が一般就労率の増加につながるといった好循環を形成する点である。その意味で、就労支援はアンチ・スティグマ活動の要であり、現場で起こることやそれへの対応の経験を、他のアンチ・スティグマ活動の実践に積極的に役立てていくことが肝要である。そうしたことの一部には、当事者や家族に内在化されたスティグマや専門家にありがちな偏見の問題への扱いもある。「自分は無理」と諦めていた当事者の潜在的な就労ニーズを引き出し、エンパワメントし、自身の力に気づいてもらうことは内在的スティグマの解消につながるし、専門家にしても、「この人は無理」と匙を投げていた当事者の力に気づくことは専門家のその後の臨床姿勢に大きな影響を与えるに違いない。関連して、「環境によって人は変わる」という柔軟な見方ができるようになることも就労支援の経験から学べることだと思う。

## 5●「働くこと」を阻害するもの

　精神障害をもつ人が「働くこと」を阻害する因子には様々なものがある。企業側のハードルの高さ、本来力があるにもかかわらず動機付けされていない当事者が多いこと、

時には医師や家族の無理解あるいは偏見、等枚挙に暇がない。平成29年に報じられた就労継続A型事業所の大量解雇事件なども重要であるし、株式会社等企業参入による精神障害者就労支援の商業化の問題は、現在トピックになっている就労定着支援事業にも影響を与えることは必定である。充分な知識と対応経験がないスタッフがかかわることへの周囲の不安は計り知れないものであろう。

また、筆者が外来などで実際に当事者から話を聞いて感じているのは以下のようなことである。

〈A子さんのケース〉

就労継続支援事業所に抱え込まれている状況を、本人が診察時に不満として訴える。過去にも一般就労歴あり、現在の状態をみても一般就労が十分に可能な人である。院内のPSWにつなげて話を聞いてもらったが、最終的には同じ法人の相談支援事業所に介入してもらうかという話になると、本人はそこまでは良い、とのこと。相談支援と就労継続支援が同法人の事業所だというデメリットがあり、本人が担当の相談支援専門員に話しづらい構造になっていた。

〈B夫さんのケース〉

本人が具体的に事務職につきたいと意見書まで作成してハローワークに相談しているのに、「ゆっくりと段階を踏んで」と就労継続支援事業所がひきとめる。その事例では、相談支援事業所や医療機関のデイケアも利用しているが、ケアマネジメントが十分できていない。相談支援事業所のかかわりは希薄で、本人に新たなニーズが生じても対応しない、あるいは対応する余裕がない状況であった。就労継続支援事業所は医療機関には情報提供をせず、本人から詳細な話を診察の時に聞くことの繰り返しである。筆者が勤務する病院のデイケア・スタッフを通じてケア会議を提案したが、相談支援事業所は手がまわらず、就労継続支援事業所は抱え込み的な対応である。よって、ケア会議開催に至らなかった。同じ医療機関内でも就労支援に関するモチベーションの違いを感じることは多く、同一機関内での情報共有も大事だと実感した。

どちらのケースも、同一機関（医療機関やハローワーク、社会福祉法人も含め）内での援助理念と情報共有の重要さを物語っているし、就労移行支援に寄与するケアマネジメント（相談支援）体制の推進、具体的には相談支援や生活支援にかかわるスタッフが

就労支援の意義を理解し、就労支援機関への適切な照会や連携を行える体制にしていくことが大切である。福祉領域で言えば、都道府県（政令指定都市）自立支援協議会や地域自立支援協議会の構成員に就労関連の委員を必ず加えることや、関連する部会を設置することも考慮されなければいけない。

さらに、就労支援機関と医療機関との連携不足に関して、筆者自身が臨床現場のただなかにいて最近感じていたのは以下のようなことである。

○患者さんが就労支援機関を利用していることは、診察時に患者さんから聞くことがほとんどで、就労支援機関から事業所利用に関して連絡を受けることはほとんどない。

○就労支援機関からは、対応に困った時に、言わば切羽詰まって初めて「どうしたらよいか」と連絡をしてくる場合が多い。

○事前の連絡がないまま受診同行で来院されたことがあり、戸惑った経験がある。10分も時間がとれない忙しい週の再来日では情報共有を丁寧に行うことが難しいため、受診同行などで来院される場合は、事前に日程調整の連絡をいただけるとありがたい。

○再来時に患者さんや家族から職場環境の変化により不適応状況になったことを把握し、ジョブコーチ支援を利用していたことも患者さんや家族から聞いていたが、それまで、その就労支援機関から何の連絡もなく、医療機関と就労支援機関の連携が全くなかったので、医療機関からどのように連絡したらよいか困った。

○関係性がない中で、医師の方から外部の機関に連絡を入れることはほとんどないのが一般的である。なるべく就労支援機関の方から医療機関に支援状況などを伝えていただけるとありがたい。

もちろん、筆者も待ちの姿勢だけではなく、再来で本人から話を聞いた後に継続A型事業所に電話をして処遇の変更について掛け合ったり、こちら側から積極的に連携を図るべくPSWを通じて先方の就労支援機関にコンタクトをとるようにしている。

こうした障壁への対応に関連して、平成29年4月に独立行政法人高齢・障害・求職者雇用支援機構障害者職業総合センターが『就労支援と精神科医療の情報交換マニュアル』と題した貴重な小冊子を編集・発行しており、就労支援にかかわる者にとっては必読の書となっている。特に注目したいのは、ハローワークに提出する主治医意見書の様式に関して、現在の書式への記載にあたって課題が多いことや、「医師が労働能力につ

いて判断し（意見書内で）記載することは難しい」といった専門家の意見が掲載されていることである。「医師に聞けば何でもわかるはず」とする考え方も、期待に強迫的に応じてしまう医師の側にも問題があるのかもしれない。同センターでは平成29年度に全国数カ所で主治医意見書の改訂版を試行的に活用している。

## 6●「働くこと」を応援する支援者を育てるために

　以前、IPSモデルの援助付き雇用に携わるスタッフへグループインタビュウとアンケートを行ったことがある。その結果の一つとして、就労支援スタッフの人材育成に必要な事項をまとめているが、それは以下のようなことである。

- 職場開拓のスキルを学ぶ：経験あるスタッフと企業に同行するOJTは効果的
- 就労支援スタッフ同士でのミーティングで相互サポートを行う：愚痴を聞いてもらう、情報交換
- 他職種とのチームアプローチを意識する：こまめな情報交換
- 働いて変わっていく利用者を目の当たりにすること

　最後の項目の「働いて変わっていく利用者を目の当たりにすること」は、特に大事な人材育成のポイントと言えるだろう。「働くこと」を応援する精神科医の育成にも欠かせない視点である。前記のグループインタビュウでは、就労支援に協力的な精神科医を育てるために、以下のようなアイデアが就労担当スタッフから挙げられた。

- 利用者の受診に同行して精神科医とのコミュニケーションを図る（啓発の側面もある）
- （効果的なコミュニケーションの一つと方法として）簡潔なメモを渡す
- 理解のある医師を窓口にして繋いでもらう
- 勉強会に招く
- ネットワークの責任者になってもらう

　上記以外にも、様々なアプローチのアイデアを検討することが大事である。一方で、精神科医の研修の中で就労支援にどれだけスポットライトが当たっているだろうか。専門医研修課程での改善を求めたい。

### 7 ● 続けて「働くこと」を可能にすること～むすびにかえて～

　支援者から企業へのアプローチの中で、精神障害や精神疾患の一般的な説明しかされず、当事者がどのような人か、どのような障害特性に対してどのような援助が必要かと個別性をもってきちんと説明されている事例は、意外に少ないのではないか。例えば昨今の「うつ病」患者の中には、内因性うつ病だけでなく、パーソナリティ障害の抑うつ状態や発達障害をベースにした適応障害などが混在しており、周囲には180度違う対応が求められることもある。そのようなきめ細やかな支援が、就労定着支援には欠かせないであろう。

　最後になるが、誰にとっても普通に働きやすい環境が、精神障害をもつ人にとっても働きやすい環境であることに間違いはない。課題があってもどのような支援があればうまくいくか、の視点も必要だが、広い視野で、「誰にとっても働きやすい」環境を構築するために雇用主に働きかけていくことも、地域の精神保健にかかわる精神科医療従事者や就労支援担当者の役割ではないだろうか。

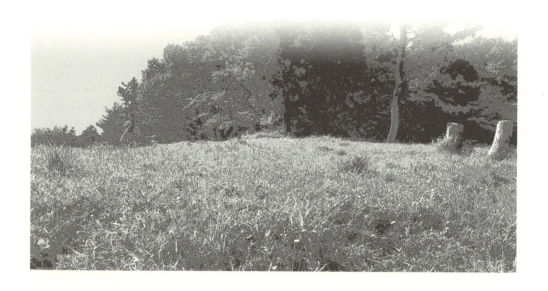

コラム+連載+書評

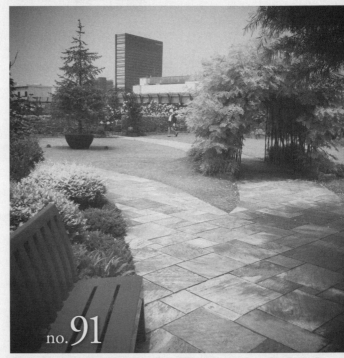

no.91
PSYCHIATRY 2018

**視点——52**

# 生活保護引下げからこの国の姿を見る

## 永瀬恵美子

Nagase Emiko
公益社団法人やどかりの里 エンジュ

## 1●障害のある人と生活保護

「また引下げられるのか」「国は、私たちの訴えをまったく無視するのか」。2017年12月、厚生労働省は、生活保護基準のさらなる引下げを発表した。2013年から強行された引下げに対し、これを違憲・違法とし、全国29地裁、1000人人を超す人が訴えを起こしているさなかに、である。私は、精神障害のある人たちが通う就労支援事業所「エンジュ」で働く中で、生活保護を利用しながら一人暮らしをする人や、働き詰めだった人が生活保護を利用して、無理ないペースで暮らしを立て直していったりする姿を見てきた。

きょうされんの「障害のある人の地域生活実態調査」（2016年）によると、有効回答者14,729人のうち生活保護を受給している人は1,677人で11.4％であり、国民一般（1.7％）と比べ受給率が6倍以上も高い。背景に、障害基礎・厚生年金、障害者手当、給料、工賃など含めた収入で見てもおよそ8割の人が「貧困線」（122万円）を下回る相対的貧困以下の所得状況にある（同調査）。結果的に「家族依存」の生活に頼らざるを得ない状態にある中、生活保護は、障害のある人が親元を離れ一歩を踏み出そうとする時、いのちを守り、生き方を支える大切な制度だ。その土台の揺らぎは、日々の暮らしに大きな影響を及ぼす。

## 2●仲間と学びながら声をあげる力に

2013年夏、「平成25年8月基準改定による」、とたった一言が付された「保護決定（変

更）通知書」が生活保護受給世帯に届いた。エンジュでも「とうとう来たか」「これ以上どうやって削ろう」と口々に不安がこぼれた。障害者年金を含めて13〜14万円で暮らす中で、月数百円、数千円でも削られてはどんなに痛手か。

溯って2013年1月、厚生労働省は「生活保護基準の見直しについて」を発表し、保護費を総額約670億円削減するとした。平均6.5％、最大10％、全被保護世帯の96％に影響が及ぶ前例にない引き下げだ。やどかりの里でもこうした状況を共有し、メンバー（やどかりの里を利用する障害のある人）と共に学習会に参加するなどその問題点を深めた。「きょうされん埼玉支部」は、長年憲法25条を守る運動に取り組んできた「埼玉県生活と健康を守る会連合会」（埼生連）の方や貧困問題に取り組んできた弁護士をお招きし、学習会を開催。今回の保護費削減では、お笑い芸人の「不正受給」（実際には不正ではない）報道の異様さ、社会保障制度が「自助」「共助」を強調した変質がなされていること、基準改訂にこれまでの算定方式とは異なる厚労省独自の計算方式で、専門部会での審議なく持ち込まれたことなどを学び、実際に自分の保護費を算出してみたりした。そして、私たちには、平和に暮らし、幸福を追求していく権利が憲法で保障され、降りかかった理不尽さを救済する国家賠償法や行政不服法などがあることも確認した。「行政に盾ついたら生保を切られちゃうんじゃないか」という不安も、集団で学び、審査請求などの手続きを知り、「自分も声をあげてみよう」という思いに変わっていった。

埼玉では、2013年9月に、きょうされん埼玉支部、埼生連、「反貧困ネットワーク埼玉」が共同して集団審査請求を行ない、県内で370件に上った。これを機に3団体で「生活保護基準引下げ反対埼玉連絡会」を組織し、集団訴訟の準備や支援活動を行うようになった。

全国では1万人を超す人たち（1万654件、2013年11月22日　厚生労働省社会・援護局保護課）が審査請求を行い、過去の年間最多が1,084件（2009年）であったことからも、広くかつ深刻な影響を人々の暮らしにもたらしていることがわかる。

## 3●生活保護費削減のおかしさ

国が示した削減額約670億円のうち、「歪み調整」が90億、「デフレ調整」が580億円という。「歪み調整」とは、専門部会である社会保障審議会生活保護基準部会（以下、基準部会）検証結果を踏まえ「年齢・世帯人員・地域差による影響」を考慮したというもの。「歪み」というのは、国民の所得層を10に分けたうちの一番低い層10％（第1・十分位）の消費水準と生活保護基準を比較したものを調整したという。しかし、低所得者層の中

には生活保護を受けられる状態であっても受けていない人も多く含まれており（捕捉率2～3割）、ここと比較すれば際限ない引下げにつながる。基準部会としても「検証方法に一定の限界があることに留意すべき」と、安易な引下げに釘を刺している。

「歪み調整」についてはこの後、基準部会が出した数値を厚労省がさらに2分の1にしていたことが、北海道新聞（2016年6月18日）によって明かされた。基準部会の検証結果では、多くの世帯類型で引下げになるものの、高齢者世帯では引上げが必要とされていた。これは、老齢加算が完全廃止（2006年）されたことによって高齢者世帯の生活保護費があまりに低くなりすぎていたことの結果ともとれるが、引き上げられるべき世帯までも2分の1にされたのだ。国は、数値を2分の1にした理由を「激変緩和」としたが、それならば引下げの世帯のみ適用すればよいだろう。

もう1つ、「デフレ調整」は、物価が下落したから生活保護費も下げたというもの。これまで生活保護基準を定めるにあたって物価を考慮したことはなかった上、基準部会でも一切検討されずに、厚労省が独自に考えた「生活扶助相当CPI」（生活扶助相当消費者物価指数）という計算式が持ちこまれた。これにより、今回の削減額の大半を占める580億円が導き出されたのだが、この数字の出し方には日常的に買わないような電化製品の物価下落を、しかも一般世帯よりも多い割合で算出の根拠にしたり、全く異なる計算方式を混ぜ合わせたりするなど、多くの矛盾がある。

## 4●生活保護基準は暮らしのものさし

憲法25条は、「健康で文化的な最低限度の生活」をしていくことを1人1人の権利として保障している。この理念に基づき生活保護法が定められ、第3条では、「この法律により保障される最低限度の生活は、健康で文化的な生活水準を維持することができるものでなければならない」とし、基準については、「最低限度の生活の需要を満たすに十分なものであって、且つ、これをこえないものでなければならない」（第8条）と定めている。この基準は、国民1人1人の生活に大きく影響する。基準が下がれば受給額が減り、生活費を切り詰めなくてはならない。これから生活保護を受給しようとする人にとっては、より低い収入状況でなければ認められなくなる。また、障害福祉サービスや介護保険の負担上限額や低所得者世帯の減免措置、最低賃金などにも連動する。生活保護費は、この国が保障する最低限の暮らしを具体的にするものであるから、国民全体の問題である。

そして、厚労大臣がこの基準を定めることになっているが、生活保護法の立法担当者だった小山進次郎は「保護の基準は飽く迄合理的な基礎資料によって算定さるべく、そ

の決定に当り政治的色彩の混入することは厳に避けられるべきこと、及び合理的な基礎資料は社会保障制度審議会の最低生活水準に関する調査研究の完了によって得らるべきこと」1) とし、合理的な根拠や十分な審議を前提としている。今回の引下げは、生活保護基準部会の議論も無視して定められたことに、この国の民主主義のあり方に危機感すら抱く。

## 5●健康で文化的な生活を送りたい

引下げは、2013年8月から始まり、2014年4月、2015年4月と3段階に渡って行われた。2014年4月は消費税が5%から8%に引き上げられたことに伴い、基準も引き上げられたが2.9%に留められた。当事者から、金銭的な面もさることながら、どれだけ下がるのか、まだ続くのか、という精神的なしんどさも伝わってくる。

「私は現在、生活保護を受けていますが、8月に少しお金が減ってしまいました。お金が減ってから食費を減らすために、自炊に切り替えました。自炊と言っても、みそ汁やサラダしかできません。自炊だけでは栄養のバランスがとれないので、弁当が必要です。けれど、お金のことを考えるとたまにしか食べられませんし、ハンドソープ、はみがき粉、トイレットペーパー、ティッシュペーパーなど日用品もかかります。全体とおして苦しいです。4月には消費税も上がるし、物価もいろいろ上がるし、これ以上生活保護のお金が減ると困ってしまいます。ただでさえ生活が苦しいのに、このままでは先のことを考えると不安と絶望でいっぱいです」

「生活保護が引き下げられてからは、夜は宅配弁当をやめて、ヘルパーさんに作ってもらったものを食べることがほとんどになりました。本当はヘルパーさんにいろんな料理を作ってもらいたいのですが、お金を浮かせるために同じものを4日分作ってもらっています。この前は麻婆豆腐を4日分、次の週はシチューを4日分作ってもらいました。その時ヘルパーさんに『たまにはかつ丼でも作ってあげる』と言われましたが、自分の頭の中が『金』『金』『節約』『節約』で一杯になってしまい、『やっぱり麻婆豆腐で』と頼んでしまいました」

「電気代もガス代も上がる一方です。この冬、ガス代が月額5千円を初めて超えました。風呂のお湯を10cm少なく張って、節約しています。…食材も高いです。特に野菜類が高くて、ねぎをあきらめて、19円のもやしを買うことが多くなりました。もっと探せば、安くて質の良い野菜を売っている場所もあるのでしょうが、疲れやすい私にとっては、かなり難しいことです。疲れている時は、調理できず外食や弁当に頼るため、食費がか

かってしまいます。徹底的な節約には限界があり、ストレスも溜まります」2)

　生活保護で、もとより生活費に余裕がなく炭水化物に偏りがちな食生活で、生活習慣病が気になる人も少なくない。さらなる引下げで、安い菓子パンやカップ麺などにますます頼らざるを得なくなる。体調が悪くなれば、自炊も難しく「いったいいくら食費があればいいのだろうか」という不安も募る。こうした実態を、審査請求書や意見陳述で訴えてきたが、国はどう受けとめているのか。

## 6●「いのちのとりで」を守ろう

　多くの問題をはらんだ生活保護基準引下げに対し、2014年2月、佐賀を皮切りに全国で集団訴訟が始まった。埼玉では2014年8月1日、25人が、国、県、さいたま市など7市を相手に提訴、やどかりの里からも6人が原告に立った。いわれない生活保護バッシングの中で、原告になるには大きな勇気がいることだろう。エンジュで働く佐藤晃一さんも、「どうせ断られるだろうな」と思いつつ、父親に相談したところ「自分でよく考えて決めたことだから、自分の信じた道で行動しなさい」と背中を押してくれたという。佐藤さん自身、生活保護を受ける時、気後れのようなものが正直あった。「でもこれしか生きる道はなかったし、生きて来られた」。原告になり、応援してくれる仲間や弁護士さんたちと関わるようになって、自分のことだけでなく社会保障制度や他の問題と一緒に考えることができるようになった、最後の最後まで闘う、と決意している。

　2015年10月28日、日比谷野外音楽堂で「10.28生活保護アクションin日比谷　25条集会」が開催され全国から4,000人が集った。生活保護をテーマにこのような集会が開催されたのは初めてといわれる。2016年11月7日には、「いのちのとりで裁判全国アクション」が設立、緊急署名や全国各地の支援活動のバックアップなど行っている。

　埼玉では、「生活保護基準引下げ反対埼玉連絡会」が呼びかけ、裁判期日ごとに街頭アピール、傍聴活動、集会を開いている。また、2016年11月、2018年3月に「25条埼玉集会」を開催、医療、介護、年金、労働組合などの団体で実行委員会を組織し、憲法や社会保障制度の学習と当事者のリレートークにより、埼玉で起きている実態を共有してきた。保険料が払えず手遅れ診療になってしまう状況、派遣で働く教員、あちこちで社会保障、未来を担う子ども・青年たちを支える環境もが壊れてきていることを実感する。

　しかし厚生労働省は、2018年度を迎えるにあたり、生活保護基準については2018年10月から3段階に渡ってさらに5％引下げるとした。また、医療に関しては後発医薬品

の原則使用、生活習慣病予防・重症化予防のための健康管理なども行うという。薬の変化が微妙に体調の変化にもたらす人の状況、生活費が低いために高カロリーのものを食べざるを得ない暮らしの実態を、まったく捉えていないのかと思う。生活保護制度のあり方から、この国が保障する「健康で文化的な生活」が見えてくる。これ以上崩してはならない。

[引用文献]
1) 小山進次郎；改訂増補　生活保護法の解釈と運用（復刻版），全国社会福祉協議会，2004年2月
2) 「健康で文化的な生活を送りたい　生活保護基準引下げ違憲陳述集」；きょうされん埼玉支部，2015年9月

[参考文献]
＊小久保哲郎、黒尾克己ら；生活保護と障害者　守ろうあたりまえの生活，やどかり出版，2018年3月
＊全国厚生労働関係部局長会議資料（平成30年1月18日、厚生労働省社会・援護局、生活困窮者自立支援制度・生活保護制度の見直し等について）

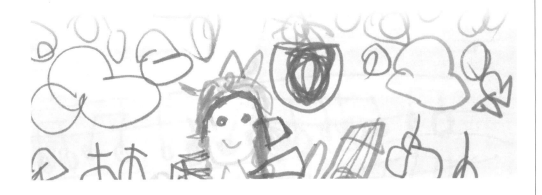

永瀬恵美子

**連載** 異域の花咲くほとりに——7

# 人格障害について

## 菊池 孝

Kikuchi Takashi
独立行政法人国立病院機構仙台医療センター精神科

## 1●疾患から障害へ

　今回は人格障害あるいはパーソナリティ障害について考えてみたい。この問題は今なお私たち医療従事者にとって切実な問題であるに違いないが、通常その切実さは対応し難さや治療の困難性から来ると考えられることが多い。だが本当はもっと重要な問題があって、それは「人格障害とは何か」という精神医学的概念の問題である。今までの連載でみた通り、私たちは「精神」「精神障害」「うつ」「妄想」等極めて基礎的な言葉についてその概念を定義出来ておらず、そのことが診断と治療を混乱させたり薬物療法の対象を不必要に拡大させたりしている。今回も私は人格障害という概念自体の曖昧さを取り除く、というよりもそれを読者諸兄によりよく分かる形で示せるよう努めたい。

　当院附属看護学校でも採用している教科書『精神医学の基礎』を見ると、そこにはDSM-Ⅲ以来、精神疾患 mental disease から精神障害 mental disorder へと呼称の変更が起こったこと、それが WHO の ICD-10 にも採用されていること、疾患から障害への呼称の変更には医学的な「疾患」よりも「その結果としての社会活動の制限や社会参加の困難、そして社会的不利などの「障害」が重要であると認識されたためである」ことが記載されている。思うに病理学的な「疾患」ではなく「社会活動の制限や社会的参加の困難、社会的不利など」の社会との関係で評価され診断される「障害」の概念を採用するということは「社会が病的か否か」「社会が個人の生活を制限したり、困難や不利をもたらしたりしている可能性」が十分問われなくなり精神障害のラベルを貼られる患者を増やすだけでなく、診断と治療において社会からの要求を受け入れざるを得なくなるという事

態をも避けがたくする。本来、学問とは社会が望んでも望まなくても真理を追究する立場を取るべきはずで、市民社会の要求に応えようとした途端、精神医学は変質し始める。何故なら社会秩序に適応できない個人に障害のラベルを貼り付けたり、市民社会にとって都合の悪い真理を抑圧したりするようになるからである。そしておそらくこの問題はフランス1838年6月30日法の時代から存在し、今日一層深刻になっているようである。

　そもそも「疾患」から「障害」への移行には病因を特定して疾患単位を確立し精神医学を「科学化」することへの断念が含み込まれていたはずだが、にもかかわらず精神医学を「科学化」したいと望む市民社会の欲望により、現代精神医学は統計処理が可能な操作的診断基準と神経伝達物質理論等の生物学的精神医学との協働によって自身を「疑似科学化」させつつ、この偽装した立場を市民社会の要求に合わせて変形させていくという倒錯した方法論を採用することになった。現代精神医学はこうした二重の倒錯の結果生み出されたキメラである。そして「人格障害」概念もまた、市民社会の要求という視点を抜きにして語ることが出来ないのは言うまでもない。

## 2●「発達」とは何か・「人格」とは何か

　例えば、昨今流行りの発達障害にしても器質的疾患と見做したいとする市民社会の欲望を無視することは出来ず、正常な発達とは何か、ということが定義されないままに発達の障害が云々されているという現実がある。だから、発達障害という診断カテゴリーには極めて重篤な自閉症のような障害から統合失調症等精神病圏の疾患の病前性格と考えても問題ないと思われる症例、さらには少しだけ変わったところがある人まであまりにも幅広く不均一な集団が包含されてしまう。ICD-10によれば発達障害は「中枢神経系の生物学的成熟に深く関係した機能発達の障害あるいは遅滞」とされるが、生物学的成熟が決して生まれつきの素質のみに依存するのではなく言語や生育環境など外的刺激によっても齎され得るはずだという点が考慮されていないことは根本問題の一つである。

　人格障害についても私たちはそもそも「人格」とは何かを定義できておらず、従って人格の障害された状態をも定義できていない。そこで先ず、「人格」とは何かという問題を考えてみたい。人格とは広辞苑によれば「1）人柄、人品。2）心。3）道徳的行為の主体としての個人、自律的意志を有し、自己決定的であるところの個人。4）法律関係、特に権利・義務が帰属し得る主体・資格」とされている。3）を見ればわかる通り、人格という翻訳語には道徳や倫理の問題が付き纏うように思える。

### 3●人格の語源「ペルソナ」

　「人格」は英語のパーソナリティの訳語で、その語源となったラテン語のペルソナという言葉は俳優の被る仮面のことである。人は相手によって態度や接し方を変え、それぞれの相手に対してそれぞれの演技法で対応する、という分裂を示すのが常であるが、近代以降、人格には倫理性とともに持続性や一貫性、統一性が求められるようになり、情動や意欲に加え知能も含めた総体としての統一された存在として人格という言葉が用いられるようになった。日本では明治時代に井上哲次郎という学者が英語のパーソナリティから「人格」という訳語を作ったのであり、それ以前の日本語では「人となり」「さが」等という言葉はあるが相当ニュアンスが異なる。格という字には「いたる」という読みがあってこれは「神の降格する」「神意によってただす」という意味であり、また「人格者」とは倫理的に立派な人とされる。こうした点からも「人格」という翻訳語はどうしても倫理的様相を纏いがちになり、その結果人格が障害された人は人としての本質がなっちょらん人、反倫理的な人という意味に傾斜してしまうことになる。

### 4●一時期流行した境界性人格障害

　かつて精神医学の世界では境界性人格障害という診断が流行した時期がある。当時の学会では、よく境界性人格障害のセッションや発表があったが、最近はめっきり目立たなくなった。変わってうつ病のセッションがそこら中で目につくようになり、さらに最近は発達障害ばやりである。このように医者の中でも精神科医は特に流行に弱い。「うつ状態」は人間にとって普遍的だから今後も取り沙汰されるだろうが、発達障害は境界性人格障害と同じ運命を辿るかも知れない。

　田中究は次のように書く。「某学会の懇親会で、精神科救急の話題とともに境界性人格障害の話題が出ていた。精神科救急を自傷行為、大量服薬などで受診する境界性人格障害のひとたちが多いということであった。偶然隣席になった西園昌久先生に「実は、最近、境界性人格障害を診断できなくなったのです」と打ち明けると、「それは君が年をとったからだよ」と笑っておっしゃった。」「境界性人格障害を診断する際の手がかりは、治療者との間に生々しい感情のやりとりがあって、結局、治療者としては陰性感情を持たざるを得ないような人たち、あるいは陰性感情を持つような自傷行為や大量服薬など困ったことをする人たちのようである。」[1] 果たしてこれはどういう意味だろうか。精神科医の成長とともに人格障害と診断することが減るのだろうか。それなら、人格障害と

は「医師のための診断名」「経験が浅い未熟な精神科医にとって必要な概念」とさえ言えるかも知れない。私は以前、境界性人格障害の専門家に対して、次のような質問をしたことがある。「先生は境界性人格障害の患者さんと長年付き合って来て、振り返って見るとあれはただの神経症だったと思い直すことはありませんか？」この質問にはっきりした回答はなかったと記憶している。境界性人格障害という診断には、患者が人格障害で難しい症例だから治療がうまくいかなくても仕方ないんだ、という精神科医の弁明が聴こえることがある。あるいはまた「自分はこんなに難しい症例を相手にしているんだ」という精神科医としての自負心が感じられることもある。結局境界性人格障害という診断は患者の治療に資する以外の目的で用いられていることが少なくないのである。

　実は、当院精神科で境界例と診断された例は、昭和33年に白橋宏一郎元院長が精神科を創設して以来、私の師匠である姉歯一彦元医長が退任した平成18年までの48年間で一例しかなく、その症例も初診の段階で神経症か精神病かの判断が極めて難しい症例だった。境界性人格障害と診断された症例は一例もない。岡崎伸郎部長が赴任した平成19年以降も当院での境界例、境界性人格障害という診断はほとんどない。もともと境界という言葉は、神経症か精神病か判別するのが難しいという意味で採用された言葉だから、境界性人格障害や境界例という言葉が境界を指し示すものではなく独立した診断名として診断されること自体が言葉の持つ意味と矛盾しているのである。

　境界性人格障害に限らず、私たちが人格障害という診断をつけたくなる時とは大抵自分や患者の周囲の誰かがその患者への対応に困っている時である。しかしこうした診断の付け方は医学的ではなく、倫理的にも問題があると言わざるを得ない。

## 5 ● 境界例から境界性人格障害へ

　境界性人格障害の概念を導いた境界例は、もともと精神病と神経症の境界を指し示す言葉として用いられた。つまり、一見神経症のような症状を示していながら、精神分析を深めていくと精神病症状が出現してくる、という症例である。しかし、ここで言う精神分析とはアメリカで発展した自我心理学に基づくものであり、人間の精神の中核には「自我」があってその現実適応を改善することで症状が治るという考え方であった。そのためには分析家の善き自我と被分析者の自我の善き部分が協力して被分析者の中の精神病理を克服するものとされ、そこには善と悪との二元論的対立が見て取れる。アメリカには大統領という最高権力者をはじめ、自分を絶対善の側に位置付け、特定の国を「悪の帝国」と決めつけるパラノイア的と言える善悪二元論的思考を相対化したがらな

菊池　孝

い人々が少なからず存在する。だが果たして「正義の国アメリカ」に適応できない人間は「悪い」人間なのだろうか。実は人間にとって一般的に悪いとされている能力、例えば嘘をつける能力や分裂できる能力は人間の精神が健康であるための基本条件である。人間は言語が象徴化する世界に生きており、言語には常に二律背反が付き纏って来るため善が悪でもあり悪が善でもある二面性を人間は引き受けなければならない。従って絶対善は存在しないはずなのに、自我の現実適応を善であるかのように考える立場から分析家が被分析者に語るのであれば、治療経過は決して分析家の期待通りにはならない。恐らくこのことが一因となって、精神分析の結果却って精神症状が悪化し精神病様の症状が出現することになった症例について、アメリカの精神分析は境界例と考えたのである。従って境界例という現象が、70年代までアメリカ精神医学の中でしか問題とされず、地理的、歴史的に限局された問題であったこと、そして今から振り返って見れば、アメリカ文化が世界へと輸出された時期に境界例が日本でも広く取り沙汰され、アメリカ文化がグローバリズムの潮流の中で相対化された今日、再びあまり取り上げられなくなっているということなどは境界例を論じる上でも境界例概念から取り出された境界性人格障害概念を論じる上でも看過できない点である。

　フロイトとブロイエルの共著『ヒステリー研究』に収載された症例Anna.Oは経過中に多彩な身体化症状と小精神病症状を呈し、9年という長い歳月の後治癒して、世界で初めてのケースワーカーとして活躍したが、この症例が境界例でないばかりか精神病でもないことは明らかで、また治癒後の人格の安定性と精神の高邁性は人格障害という診断をも拒むものである。基本的には容易に様々な病理を越境する性質をもつヒステリーの一例であったとラカン派精神分析は結論付けるが、このような症例に人格障害のラベルが貼られる危険は今日操作的診断基準のためにますます増大しており、そのようなラベル付けは前途の豊かな個人を回復可能性ともども抹消してしまう危険があることは言うまでもない。


## 6●ラカン派精神分析における人格障害の診断と治療

　ラカン派の理論では、人間の精神の構造は神経症と精神病とに大別され、これは幼少期のある時期までに記入された言語の構造により規定されるものである。この考え方に基づいて私なりに定義するならば、人格とは「神経症あるいは精神病の症状が主としてその人の対人関係の持ち方に現れたもの」となる。つまり「人格障害」ではなく「人格」全般を一つの症状として捉えるのである。境界例に関して言えば、ラカンはただ一例、

フロイトの症例である「狼男」のみを境界例と述べたことがあるだけと言われている。境界例は精神病か神経症かの鑑別困難事例であり、境界性人格障害は対人関係の中で容易に境界を変形させたり越境したりするヒステリーのメカニズムを作動させる神経症者であると理解できるから、ラカン的には境界例と境界性人格障害とは全く別のものと見做せる。

　ラカン派精神分析の立場では境界性人格障害に限らず全ての人格障害概念は必ず相対化されねばならず、どんなトラブルを起こすとも、どんな人格の偏りが見られるとも、一度は彼らが神経症なのか精神病なのかを検討する必要がある。これはつまり、「人格障害」という診断名が診断カテゴリーの中に無いものとして診断を試みるということである。もしその患者が神経症圏内であれば、精神療法的に可能な方策を検討する。基本的に問題行動を含む患者の症状が神経症圏の病態である場合は、患者の要求は通常愛の要求であるので、そのことについて治療側が応答可能であるかどうか、不可能な場合はその理由が決して治療者の悪意によるのではなく人間の生そのものがそうした不可能性を含むものであることを明確にまたは暗黙裡に伝えるよう工夫し、患者の要求を初めから理不尽なものと片付けるのではなく、その意味について患者自身に理解を促すことが可能かどうかが意識される必要がある。DSM-Ⅴで境界性パーソナリティ障害を含むB群パーソナリティ障害の症例は通常神経症圏と考えられる。DSM-ⅤのA群パーソナリティ障害は精神病圏もしくは極度に猜疑的な神経症圏の症例だが、精神病圏の場合実際にはパラノイア即ち妄想性障害の症例であることが少なくなく、本人の確信に満ちた医療への対立や拒否、既に行われた医療行為に対する妄想的解釈が生じやすいために医療保護入院のような圧倒的な力の差が保証された治療環境での治療が必要になる場合もある。

　「人格障害」を疑われる患者の場合、詳細な病歴の聴取、特に誰との間での人格障害かを見極めることが重要である。「人格障害」患者は対人関係場面で問題を起こしているのだから、問題が常に起きているのか、そうではなく特定の個人との間で起きているのか、特定の個人との間で起きている場合、双方が何を問題にしているのか、を知ることが大切で、これらを考えていくうちに人格障害という診断が徐々に薄められ、神経症圏か精神病圏かが明らかになれば診断手続きとしては成功したと言えるのであり、こう見ると、人格障害と診断できなくなればなるほど診断はうまくいっている、という逆説が生じて来る。

　患者が医療行為や医療スタッフに対立すること自体が許容できない、と考える医療スタッフもいるが、「人格障害」の患者は「医療や医学の内実を問い直す契機を孕んでいる」

菊池　孝

「医療スタッフにその存在そのものを問い返して」[1] 来る存在でもあり、そのような存在を尊重し、一概に全面否定せず、その患者が問い掛けてくることから何を学ぶことができるかを謙虚に考えることが必要になる。

　通常B群パーソナリティ障害の症例の身体合併症治療は精神病棟への強制入院の対象にはなりにくく、しかし身体科のスタッフは大抵の場合それを望んでいるので、その辺りの折衝も必要になり、これは治療というよりも政治的な交渉に近い様相を帯びることがある。その際には、精神科医は戦争状態の二国間を調停するような役割を引き受けることになるが、どちらの言い分にも理があるので、患者の言い分の正しいことは認め医療の側の論理にも理解を示しつつ、相互の歩み寄りが可能な落としどころをその都度模索することになる。このような場合、精神科医が権威的であると患者からは医療側の人間と認識され、医療側からは権威がある癖に何もできない存在と見做されがちなので、そのことを弁えて権威的態度を取らないことが必要である。仮に精神科医の介入によって身体治療が動き出しても、常に双方から矛盾する要求がもたらされるので、その場合精神科医は患者と医療スタッフの双方から操作される危険を常に念頭に置き、いずれの要求も完全に満たされるものではないということ、だからと言って患者の全人格が否定されるわけではなく、医療スタッフの側も医療的、倫理的に間違ったことをしているわけではないことをそれとなく言葉のやりとりの中で伝達できることが望ましいと言える。これらは単なる交渉術というわけではなく、究極的には人間にとって最終的な主人である象徴的「死」の受容と関わる対話であるという意味で精神科医のみにとどまらずすぐれて医師の職分に合致するものである。現実には対話よりも薬物療法に期待しがちな傾向が身体科医のみならず精神科医にも広がっているが、医師が望まなくとも患者は大抵の場合対話を望んでいるのである。

　治療契約に入る際にあらかじめ充分なインフォームド・コンセントを行っておくことが人格障害の問題を事前に防ぐのではないか、という考え方もあるが、インフォームド・コンセントは大方の医師の予想に反して患者にとっては医師が患者に同意しなければ治療しない、という趣旨で提示されるものと患者は考えているから、とりあえず治療を受けるために同意するが入院後にインフォームド・コンセントの内容ぎりぎりのところで治療を混乱させる想定外の行為を行うようになる場合もあり得る。そもそも言語とは多義的なものなのだから、厳密に定義しようとすればするほど文書量は膨大になり、その実書類の中身には矛盾や抜け穴が増えてしまうようなものである。

　また、現在患者の要求に即座に応じる医療が当然のごとく求められるようになったが、患者の要求に応じない方が良い場合や応じてはならない場合があることはあまり考慮さ

れていない。しかしそもそも医師の機能には、医療を行うことのみならず、場合によっては医療を行わないことを適切に選択することが要求されている。そのような選択を許さない医療システムは、医療をコンビニ的に利用する患者の病理を維持し続け、あるいは悪化させる一因になる。

　医療スタッフも個々に見れば人格は常に多様性に富み、個々の対応を形式的に統一しようとして約束事を設けても、それが形式的なもののみにとどまればむしろ患者による操作で簡単に分裂させられてしまう。精神科医が主軸になって師長、個々のスタッフ間で情報を共有し、どのスタッフに対してどのような反応が見られたか、形式的な約束事を超越する対応が必ずしも失敗していないのはなぜか等、多面的な角度から相互の人格を認め合い補い合うことにより患者に対する柔軟で治療効果の高い対応の出来る潜在力が育まれるのである。

［参考文献］
1) 阿保順子＋犬飼直子：人格障害のカルテ．批評社　2007．
2) 姉歯一彦：女性とボーダーライン．精神医学臨床研究会'94－96　1996．
3) 姉歯一彦：人格障害．リエゾン精神医療で遭遇する精神症状とその対応――人格障害　臨床精神医学講座第17巻所収　中山書店　1998．
4) 高岡健：人格障害論の虚像　ラベルを張ること剥がすこと．雲母書房　2003
5) 系統看護学講座専門分野Ⅱ　精神看護の基礎　第5版．医学書院　2017

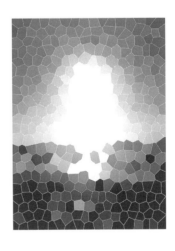

**連載** 神経症への一視角──4

# 神経症から不安障害へ
── 神経症の軽症うつ病への取り込み(2)

## 上野豪志

Ueno Takeshi
堀ノ内クリニック

## II●神経症の軽症うつ病への取り込み

1●スティグマが導いた神経症の隠蔽 (前号からの続き)

⑨軽症うつ病の予後

　軽症うつ病は、軽症でありながら改善したからと薬をやめるとぶり返し、時に**相当量のまま、抗不安剤、抗うつ剤の長期連用を余儀なくされる**事例が目につくようになる。家庭や職場の環境も厳しくなり、**過剰な不安のバイアスがかかった判断から自分自身を追い込む言動を招き**、それに心因論による過剰な意味づけが重なると、当事者に関わる人の環境を悪化させ、病状をこじらせ、**長期化と市民社会に居場所を失う事態**を悪循環的に拡大する。

　**精神科病院で診たうつ病は、重症で感情移入を許さず、発病も寛解も、置かれた状況に無関係だが、半年もすれば病相を脱し薬も要らなくなる。軽症うつ病**は軽症であるが故に感情移入して巻き込まれ振り回され易い気分変調や身体化など**治療の困難と生活の障害、予後が特定できない病状の持続**に直面することになる。そこで、「うつ病の遷延である」「**長期化と言うべきだ**」さらには**軽症うつ病に神経症の特性**である被影響性・被暗示性の亢進を**再発見**して「神経症化して遷延するのだ」とか「うつ病の遷延は配偶者のタイプによる」とされたり、一昔前の神経症に対する突き放せとか甘えさせないとする心因論に基づく対応ほど厳しくないが「**軽症うつ病は励ましても良い**」とする**言説**が行われるようになる。

⑩発作間欠期不安の薬物反応性と不安障害の疾患としての存在性格

　不安発作は抗不安剤・抗うつ剤で和らげたり、予防したりできるが、通常、不安発作が治まっても不安：感情興奮は発作前の基底不安の水準まで直ちには戻らない。シフトアップしたまま持続する**発作間歇期不安：全般性不安は、不安発作に対する薬効の延長では治らず、不安発作の準備状態となり、発作間歇期不安と不安発作のループが形成される。**このループの形成が不安障害の成立であり、**発作間欠期不安は不安発作が予防され解消した後次第に治り、ループが解消され、不安障害が治癒する**という疾患モデルを理念型として想定できる。**軽症うつ病：不安障害のこの特性から「不安症状があると、病状が長引き、薬が効き難く、治り難い」**と言われるようになる。この事情からDSM-5では「不安性の苦痛を伴う」場合、特定用語として記述することになる。

⑪軽症うつ病の類型の細分化

　気分の不安定さと負荷耐性の低下、環境からの被影響性、被暗示性の亢進という不安障害：軽症うつ病の特性から発病状況や症状の特徴を類型化して細分化し、**逃避型抑うつ**、次いで**現代型うつ病、未熟型うつ病、職場結合型うつ病、ディスチミア親和型うつ病、新型うつ病**と次々と軽症うつ病の亜型分類が提唱される。

## 2 ● 北米精神医学の日本への受容と精神科臨床の変容
### ①症状の変化と薬物療法の拡大に伴う神経症心因論の後退

　1960年代初頭に自己臭症が報告される。「自分が嫌な臭いを出していて、人を不快にさせ、人に避けられる」と悩み、現実には本人が人を恐れ、避ける自己臭症は、デオドラントの売場がスーパーマーケットの一角を占めるに至った**匂いを排除する都市生活の拡大に伴って増加**し、注目されるようになる（足立博，1960）。**自己臭症の出現は、動物憑依の消滅に並んで、症状形成への寄与を通して意識された日本社会における近代化の完成と都市化、故郷喪失を象徴する臨床体験**であった。病的に過剰な不安による**神経症性の意識変容**と言うべき状態では、妄想気分までには至らないが、物事の**象徴的な意味が顕に意識される**ようになる。自己臭症における匂いとその意味づけも、その妄想的確信や体感の変化、嗅覚特有の主客未分の特性から、セネストパチー近縁の、統合失調症寄りの病的体験として位置づけられていた。**神経症が不安障害に回収され心因論に括れなくなるのに並行して、**都市生活がもたらす匂いに対する過敏さの亢進が、視覚優位の文化の下で自己臭症に陥る匂いに対する鈍感さを際立たせる一方で、匂いの排除を求める方向に一般化が進み、嫌な匂いを出す人の排除へと行き着く。自己臭症は来るべき匂いを排除する社会の予兆として出現し、その現実化に伴い減少していく。自己臭症は、

上野豪志

視線恐怖や醜貌恐怖とともに、対人恐怖に括られ、より不安障害寄りに位置づけられる。

　1980年、神経症のプロトタイプと言える不安神経症は**パニック障害**に再構成され、抗不安剤としての抗うつ剤SSRIによる医学的な対処が定石となる。

　1980年代後半になると、北米精神医学の影響下で臨床を始めるのが通常となる。うつ病が、抑うつ・抑制を主徴とし、時代や環境と無関係に発症し、病識を欠き、絶えず死にたいと思い、罪業、心気、貧困妄想を認めるとするイメージは聞かなくなる。**うつ病と言えば、むしろ軽症うつ病、即ち、抑うつ気分変調と気分不安定、衝動性亢進、環境被影響性・対人被暗示性の亢進、過緊張の持続に伴う易疲労・倦怠、抑制ではない気力減退、負荷耐性の低下、躁病相の軽症とは違うⅡ型として区別された興奮**（精神病性の興奮と区別して激越と記述される）**などを思い浮かべる世代が多数派となる。軽症うつ病はうつ病となり、うつ病は妄想性うつ病となる。**

　当時、**全生活史健忘**で施設に保護されていた妊婦が出産で入院して来た。手違いから本人の同意なくマスメディアに情報が漏れ、心の旅路として記事になり、それを見て母親が現れたが、本人が反発、興奮、精神科に相談があった。全生活史健忘は、**アモバルビタール静注**による脱抑制下の面接で**記憶が回復するが、想起したあと不機嫌**になることが知られている。心因論による理解から**想起できないことに意味があり**、無理に思い出させる薬物治療は行うべきではないとされていた。現在はこのようなトラブルは起こらない。**全生活史健忘と言われた**事例は、**解離性健忘**と診断され、**抗不安剤や抗うつ剤の継続投与を治療として行うようになる。**しかし、過剰な不安に基づく過剰な同調性から解離性同一性障害に特化した診断がなされる事例となると、不安を和らげ予防する薬効と治療関係が物象化された薬物療法だけでは長期化し難治となることも少なくなく、心因論の理解によりことばがもつ社会関係の力を引き入れた精神療法的な技法が工夫される。呼称ばかりか予後までが疾患概念の転換に伴う変遷を免れない。

　DSMの日本への受容による変容には、時代と社会の変貌と相俟って病像自体のめまぐるしい変化も重なる。1960年代、大学在学中にはまだ、授業のデモに供されていた**狐憑き**が、交通の便から農村部をも診療圏に含む外来に勤務したころまでは見られた。1970年代には、ペットとして可愛がり身近に馴染んだネコが死んで憑いたと周囲が言い、両手を地面につけてネコのように振る舞う知的障害に併発した事例と、モモンガが憑くと訴え、本人に取り憑いているのはそれではないかと容易に観て取れる事例が経験した最後の**動物憑依**となる。一休さんが憑くと訴える小学生に次いで、都心の外来に転勤した1990年代には、個我を外界と皮膚で境された内側として実体化した近代的な人間像が漸く普遍化し、人が人に取り憑いたり取り憑かれたり、乗り移ったり乗り移られ

たりと**境界性パーソナリティー障害**とされる患者が多くなり、その後は**解離性同一性障害**とされる事例へと、病気を見立てられる側の体験の仕方も変化した。

　**統合失調症**は、病床削減を目指す医療経済の圧力やノーマライゼーションの理念から、生活特性に沿って生活や労働環境を整え、**市民社会に再統合**する方向で社会の理解を促す努力が続けられる。**神経症は**、社会生活での折り合いの悪さから、**家庭、職場に緊張が高まり社会にゆとりが失われ**、電子メディアが拡大し、社会関係の部分化、断片化、拡散・希薄化が促進され、ことばが対人コミュニケーションの手段に限定されるに連れて**ことばの力が弱まる**とともに（上野，2000）、心理的な理解を通して家庭や職場に再統合する努力は裏目に出て漸次維持できなくなる。神経症も**疾患として生活や労働の現場から切り離し、統合失調症への対応に便乗し**支援技術や社会資源を援用して認知行動療法やデイケア、リワークなど**リハビリテーション治療の場への外注**に振り向けられる。

②未来からの理念の先取りとしての北米精神医学の受容

　精神科病院と従来の精神医学から臨床を始めた世代であるわたしは当初、DSMの用語や疾患の見方、治療の仕方に馴染めなかった。しかし、**同じ病状を見る異なる見方の**存在として頻繁に出会うに連れ、臨床体験は各自に刷り込まれた**精神医学の所産である**と相対化して意識せざるを得なくなる。さらに従来診断と突き合わせることで、北米との社会環境の変化の時間差から、日本で理解し難い状況を先取りした**心因論の破綻からうまれたPTSDの意義や病因論から離れた不安障害と神経症との対比**が反ってより強く意識できた。また、臨床の枠組みとなるDSM-Ⅲ以降の北米の精神疾患分類は、「**恣意的に精神疾患を作り出している**」（Kutchinsら，2002）とも、**病因論を排した記述的な症候学による疾病分類学への再医学化**とも言われる（濱田秀伯，1994）が、**実体化を避けた**精神疾患の類型化と読み替えて、むしろ、**収容所精神医学とでも言うべき隔離収容を実体とした**日本における従来の精神疾患の見方（高木俊介，1989）から踏み出す契機として受容れるようになる。

　今日、医学研究と医療技術は経済活動の一角に位置づけられ規定され方向づけられることを免れない。北米の診断分類は、それを産み出した社会的諸関係の結節点としてあり、心理検査により**スコア化された重症度など数量化したデータの統計学的処理にエビデンスを求める**近代合理主義に集約される北米文化の所産でもある。日本でもグローバリズムの受容・移入による検査機器の開発、医療技術の革新、薬物治療の拡大に沿って、従来の診断体系も漢方診療との雑居も含めて習合と言うべき変容を免れない。**神経症は生き残ったが、治り難い性格寄りと治り易い環境寄りとする特定**が、その後、一部は**パーソナリティ障害**に割り付けられ、不安障害では下位分類の**適応障害**と急性ストレス障

害に振り分けられ、さらにアトモキセチンの開発以降は**発達障害がベースにあるという**見立てになり、次いで発達障害は**成年後にも発症する**と言われ始める。**軽症うつ病は亜型分類に名を変え、不安神経症は死語となった。**

### ③個人開業医制から病院診療体制への転換——当事者本位の精神科医療の遅れ

第二次大戦後、医薬・医療技術の飽くなき開発・革新とそれを駆使して病気の治癒と延命を至上目的として追求する近代医学に対する反省が広がる。医学的治療の目的は、疾患の治癒と延命だけでなく、**病苦を和らげ、安楽と安心を第一義的に追求する患者本位の医療を目指し、患者の人間としての尊厳を尊重し、医療における選択権、決定権を含め、市民権を保障し、生活や労働の質を改善する**ことに拡大される。そこから医療に**リハビリテーションの理念**が受け容れられる（黒田浩一郎, 1992）。日本では、近代化の完成を目指す高度経済成長政策による都市化の急激な進展に対応して、医学・医療技術の革新と**個人開業医制から病院診療体制への移行・転換**が先行し、医療倫理、生命倫理の議論がそれに継起する。精神科医療では、病院診療システムの一環に組み込む一般科との連携が要請され、人権尊重を中心に精神科臨床一般への影響も理念や運動として広がるが、脱施設化とは逆に、近代初頭の欧米をなぞるような**精神障害者の大規模な隔離収容**が進む。**外来診療が主となる神経症**については、臨床体験から診断や治療を見直すところまで関心が向けられないまま、心因論はそのままに、呼称変更が先行する。精神科では当事者の意見の社会的波及力は弱く、精神科医療従事者の意見は個人開業医や病院経営者としての立場に包摂され、学会を運営して臨床の言説を統制するオピニオンリーダーは利益相反の開示止まりの現状を踏み出せず、医業経営や製薬業界などの利益団体の企図が、マスメディアを利用した情報量と同調圧力から当事者や医師の意見を凌いで、医療体制を貫徹する。

一般科での抗不安剤の繁用は、病苦の軽減・除去、患者の安心・安楽、生と死の質の改善を第一義的に目指して、ステロイドやモルヒネを活用し病状のコントロールを追求する治療努力の延長上にある。社会防衛が先行しがちな精神科医療では、**当事者の意向が二の次にされ、当事者本位の医療の方向づけを欠き**、当事者の病苦の軽減を目指して抗不安剤を活用する目的意識に欠ける。依存症治療でも、実際には抗不安剤・抗うつ剤が投与されているために、医療側の抗不安剤への警戒心が乱用や依存を過剰に評価しがちで、病苦の過不足ない評価と充分な抗不安剤の活用を損ない、悪循環を招く。抗不安剤の乱用に直面すると渇望期の想定など心因論に基づく依存症としての理解と対処の枠から抜け出せない。生易しいものではない不安の病苦とその苦し紛れの自己治療としての薬物乱用、それに継起する不安障害の発症としてのループの形成は軽視されがちであ

る。苦し紛れの自己治療が日本民間放送連盟のように「人間をやめ」るとイメージされ、病気としながら乱用の危険性や底つき、対決が専ら強調され自己評価を損なう対応に傾き、日常心理の延長上での評価に止まりがちである。そこには不安障害について病苦の緩和・予防を主眼として**抗不安剤を活用**する問題意識は乏しく、**一般科の対応との乖離**が精神科医療の供給側の当事者を貶める価値観が滲む見方で埋められる。精神科では一般科と自らを区別して連携を掲げ、リエゾンを専門化せざるを得ない実情がある。

　これは**依存症という見方と病名を避け**、物質関連障害群とする DSM との齟齬にも現れている。不安を日常心理の延長で理解しようとするこのメンタリティを一般科とのリエゾンに持ち込むと、例えば、せん妄への対処を**当該科の臨床に帰すべき問題の精神科への転嫁**に括られるかに受け止め、当該科の臨床に戻すべきとして、精神科の介入による当該科の治療に奉仕すべき役割を果たせないばかりか、医学的に対処すべき患者の**病的に過剰な不安や攻撃を過小評価**する一方で過剰に意味づけ、巻き込まれ、振り回され、専ら一般科の治療に目が向けられ、患者の不信や攻撃に対応できず、**役に立たない精神科**との謗りを受けかねない。

### ④日本における近代化の特質

　**脱施設化の所産でもある北米精神医学の日本への移入**は、日本の高度経済成長が完成する近代化、**都市化に対応**するはずであった。石炭から石油へとエネルギー政策が転換し、新産業都市計画が策定され、農村分解と都市部への労働者の流入が進み、都市部における**コミュニティの形成を目指す精神保健施策の展開**がマンパワーポリシーの一環として求められる。しかし、現実には都市化の進行に伴い**急激で未曾有の大規模な病院収容が用意**される。日本における**北米精神医学は脱施設化の実体を欠くイデオロギー**としての**移入が先行**し、臨床の眼差しを支配したが、**日本の臨床の現実への適応を強いられ、薬物療法が化学的拘束と言われる実態**をもたらす。夏目漱石は「坊ちゃん」で、英語教師をはじめ登場人物を自らの分身として、安普請の近代国家と国民創出、西欧文化移入を目指す俄仕立ての学校教育の展開を、地方都市を舞台に自己批評的に戯画化し「国民」的共感を得る。これは後進資本主義国日本が、明治以来の**急速な近代化を西欧文化の移入として強行せざるを得ない**過程で繰り返し見てきた風景である。

## 3●新型うつ病──軽症うつ病の神経症の隠れ蓑としての役割の喪失

　バブル崩壊後の**厳しい職場環境**は、軽症うつ病の疾患としての特性である**不安定な病状**を残したまま、頃合いを見計らって職場に復帰させ緩徐に負荷をかけていくべき回復期への許容性（上野ら，2012）を欠くに至る。職場におけるリハビリテーションは資本

主義的組織化の強化にそぐわず、軽症うつ病の**治癒と回復の乖離**を強調して拡大する**リワークプログラム**が導入され、**職場からの排除のベースライン**が引き直され基準化される。

　専らマスメディアに流通する**新型うつ病**は、復職のハードルが越えられない病状の一部についての仮病扱いである。新型うつ病は、学会を運営して精神科医療システムにおける言説を統制するうつ病のオピニオンリーダーが疾患類型として公認しないところで、「仕事はできないと言うが遊びはできる、医者の前では辛そうにするが診察室を一歩出るとケロッと元気が戻る、治ったら旅行したいと言ったばかりなのに死にたいと訴える」と、負荷耐性の低下や気分の不安定さ、被暗示性の亢進を仮病使いの証拠のように言い做すなど、疾病から押し出す流れに位置付けられる。DSMに心因論を容れる場所はないのである。

　リワークは、**再発のリスクを下げる外注のリハビリ治療であると同時に選別機構**ともなる一方、**仕事はリハビリではないとして職場環境のリハビリ機能をそぎ落としシャドウワーク化**するイデオロギーを普及させ、軽症うつ病による**失職を増やし**、不安定な雇用層を創出し、障害者として雇用する必要性を高め、就労移行支援事業所など**受け皿として整えられる障害者雇用**の場に、次の**障害の範囲の線引き**のラウンドを移す方向にある。ここに復職の過程は、当事者の意向を容れず、企業の利害に引き寄せた企業の論理の専断を許し整備される。

　軽症うつ病は新型うつ病に到って、**うつ病を擬態するヒステリー**と言われ、**神経症の隠れ蓑の役割を失う**。神経症を軽症うつ病に統合することによって**軽症うつ病から排除される神経症**が生まれる。不安障害の下位分類である適応障害と急性ストレス障害がこの受け皿となる。心因論による理解と治療、回復の回路が職場で失われ、軽症うつ病への取り込みも裏目が出るに至った神経症について、心因論のスティグマを離れ、不安障害としての新たな見方が要請されている（上野，2012）。

（次号に続く）

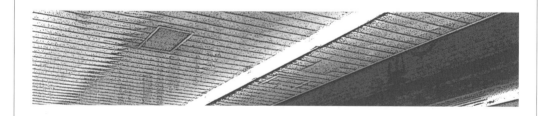

連載——3

# 精神現象論の展開(3)

## 森山公夫

Moriyama Kimio
陽和病院

**(2)夢と眠りの秘密**（承前）

②眠りこむ瞬間の心身の変化；恍惚の訪れ

　暖かいふとんにくるまれたからといって、安らかに眠りが訪れてくれるわけではない。そこには個人差があり、またおなじ人でもその日の体調や疲労度や心配事の度合いなどで、微妙に眠りの訪れは異なってくる。ただここでは、幸運にも安らかに眠りにたどり着ける場合をとりあげてみる。

　わたしたちは寝床につき、心身をゆるめてあらゆる努力・緊張を放棄し、特定の想念を追うこともやめて、むしろ安楽な想念の流れに身心をゆだねることができると、ぼんやりしてきて「**放心状態**」に入ってゆく。この時の想念のあり方は重要で、その方向を示唆するものとして、シュルツ（独）の自律訓練法や、あるいは日本では古く白隠禅師の内観法などがある。いずれも心身と世界が融合に向かうように促すことによって眠りに導入しようとしていると云えよう。

　脳波学的には睡眠の第一段階の入り口にあるこの状態は、低周波（4〜7サイクル）のθ波が出現し、半眠半醒の、めざめから眠りへの移行期であって、このときわたしの心と対象、わたしの心と身体とは相和し、両者の境界は不鮮明となってゆく。だが、いまだ完全に消滅とまではいかない。この時、いささかでも刺激的な想念がやってくると、すべては無駄となり、覚然として振り出しにもどってしまう。だがうまくいったとき、注目すべき変動が起きる。「**恍惚**」がやってくるのだ。

　わたしは実は、夢問題にアプローチする鍵を故埴谷雄高（「埴谷雄高作品集4、河出書房新社、1971年」）から得たが、そのひとつは彼がアメリカの天才的詩人アラン＝ポオ

●111

に示唆されて見出したこの「恍惚」である。

「ポオは、つぎの瞬間はもう眠ってしまおうとする夢とうつつのあいだの一瞬の時間を〈影の影〉に充たされた一種霊妙な、恍惚とした幻想の瞬間と呼び、頭も体も具合のいい或るときは、この状態が起るのを自ら制御できるようになり、また、この夢とうつつのあいだの恍惚とした幻想の瞬間から即座に覚めてはっきり記憶にとめることもできるようになったと述べている。次の瞬間に眠りこんでしまおうとするこの夢とうつつのあいだの微妙な一瞬は、私達の意識の発生と経過について絶えざる興味をもち、従って眠りに対しても特別な関心をもって追跡しているものには、恐らく、幾度か体験されているだろうと思われる。」(「夢について」)

この「一種霊妙な恍惚とした幻想の瞬間」は、そう意識すればふつうの眠りのときにも感知可能だが、むしろわたしたちに親しいのは不幸にも、重要な会議や講演中に襲ってくる睡魔に際してだと云えよう。わたしたちは必死に睡魔に抵抗するが、努力も空しくガクっと首を垂れる瞬間の恍惚感がこれであり、これこそが、「睡魔」の魔たるゆえんである。この恍惚こそは、自他合一の、心身のリズム合体に由来するものである。

そこには、胎児期から乳幼児期にかけての母子一体の恍惚の残影が色濃く映し出され、まさに人間の黄金期の懐胎した場を現出していると云えよう。そして実は、この魔力が時に病因力ともなりうることを、後にまた触れることになろう。

③眠るとは夢みることである。

考えるという言葉を最広義に使うならば、わたしたちは、寝ても覚めても絶えず「考えて」いる。もちろん代わりに「思う（想う）」という言葉を用いてもよい。「放心状態」においてすら、わたしたちはなにかを考え、思っていて、ただそれはうまく言語化できないだけだ。

「眠るとは夢みることだ」という真実を、埴谷は苦労して体得した。

「不眠症に苦しんでいる頃、私は、やっと寝つくとき、闇のなかで眼を閉じたまま暗い頭蓋のなかを眺めて、眠りに入る瞬間の幾重にも重なった影の世界を殆んど何時も意識の隅にとらえたまま眠りの領域へおちこんだが、そのとき、私が間もなく気づいたのは、意識的な観察が失われてしまうこの向う側の領域は、眠りの領域というも夢の領域というも殆んど同じであるということであった。」

よく人は、夢など見ないで眠っていたと云うが、それは眠り自体を記憶できないからで、目覚めたときは眠っていず、眠っているときは覚めてないという単純なことが、眠りの記憶も夢の記憶も与えないのだ。だが私達がその記憶してない眠りを、できるだけ精密に思い返すという修練を積むと、眠りについて何かを想起する以外に、それまでま

ったく記憶していなかった夢についてもふと思い出すことがある。

　「そして幾度かその記憶していない夢についての想起が重なると、やがて私達は、私達にまったく知られることもなく、しかもわたしたちの内部で絶え間もなく続いているその活動に愕然とし、あらゆる形の夢を追ったあげく、ついに、ほんの端緒的な操作ながら自分の夢を制御することができるようになるのである。」（「夢について」）

　夢の奥深さにまみれた埴谷は、「考える」という言葉を「デカルト風に、理解する、欲する、想像する、知覚するなどの一切を含む広い意味」に用いると断った上で云う。

　「私達は絶えず考えている。私達が白昼、考えていることは、とりとめないお喋りになり、また目的をもった行動になり、また、ひとつの思想となる。そして私達が夜、憩っているつもりの眠りのなかで、考え続けていることは、きれぎれのとりとめもない夢になり、また、強く脅かす夢魔となり、また原始の観念の裸かなかたちを示した暗喩となるのだ」

　尋常ならぬ夢みの修練にもとづくこの語は重い。ところで実はヘーゲルが、さすがロマン主義の洗練を経ただけあって、ほぼ似たことを発言していることに驚かされる。

　「思惟一般は人間の本性とたいへん密接に結びついているので、人間は常に――睡眠中もまた――思惟するほどだからである。思惟は精神のあらゆる形態において――感情、直観および表象において――基礎として止まっている。」ただし、覚醒している心は「悟性」に帰属する。これに対し夢では、「われわれはもっぱら表象的に振舞う。夢においてわれわれの表象は悟性の範疇によって支配されない。」（「精神哲学」）

　さて以上長い引用を経たが、必要やむをえざるものだった。ここで一旦まとめよう。

　心は、昼も夜も絶えず「考え」ており、いわば常に「異和」を孕んでいる。だが考えの方向は真逆である。目覚めた心は環界との対立に向かい、識別的・悟性的に考える。眠る心は環界との融合・統合をめざし、表象的（心像的）形式で考える。前者は外壁系的心であり、後者は内臓系的心だとも云えよう。

④「心像＝夢」の登場。心像の融合性・統合作用

　ところでこの「表象的（心像的）」に考える、ということが実のところよく分からない。この問題により迫ることが、夢に迫ることになるはずだ。

　実は薄暮の思索者埴谷は、ポオに触発されて、頑固な不眠症に悩む自分自身をいわば実験台として、このめざめから夢へと突き進む瞬間を捉えようと悪戦苦闘し、そして遂にその試みに見事に成功していた。彼は先に見たようにまず、眠るとは夢みることであり、夢を記憶する修練をつめば夢を見ない眠りはないと気づいた。

　そこで彼は、いままさに眠りこむという最後の瞬間に、ちらとひとつの「想念」を思

い浮かべ、暗い叢のなかにそれをほおりあげて、そのままがくりと眠りこむという具合に自分を訓練した。すると──、

「そのとき、私が凄まじく震撼されたのは、謂わば単一な原始の想念の標的を宙に掲げたまま眠りの向こう側に私が沈んでしまうと、その瞬間に、眠りの海面の直ぐ上の宙に浮かんだその小さな標的が不意と鮮やかなかたちと輪郭をもった夢になったことである。私が修練をつづけてやっと保ちもったその原始の想念は、私が眠りの境界をこえるとともに、夢に転化し、そして自己運動しはじめたのであった。」(「夢について」)

まさに眠り込もうとしたその瞬間、埴谷が抱いていた想念が「鮮やかなかたちと輪郭をもった夢」になったのだ。彼が震撼されたこの転換の有様に、わたしも思わず固唾をのんだ。ここにこそまさに目覚めから眠りへの転換の秘密が潜んでいる。それは「単一の想念(イデー)」が輪郭をもった「心像(イメージ)」に転換することであり、つまり「記号的言語」が「心像的言語」に転換することを意味する。これは、識別的・判断的なめざめの心性としての意識から、融和的・統合的な眠りの心性としての夢世界への転換を意味する。そして、先の「恍惚」の襲来とこの「記号から心象へ」の転換とはまさに同時的かつ相補的な事柄なのである。

実はそれまでも、このめざめの想念から眠りの夢への転換という現象は知られていなかったわけではない。フロイトが「夢解釈」で重要視しているジルベラールのやはり自己実験的な研究は、この転換点の微妙な機微を存分に伝えている。フロイトは云う。

「彼(=ジルベラール)が疲労と睡魔に襲われた状態であえてなんらかの思考努力を試みようとすると、思考がするりとすりぬけて、その代わりに、ひとつの形象が現われ、彼はその形象の中に先刻の思想の代用物を見出すことができる、というような経験を幾度か味わったというのである。」(フロイト著作集2「夢判断」高橋義孝訳、人文書院、1968年)

ジルベラールはこの時現れる「形象」を「自動象徴的代用物」と呼び、その形象化の例を集めて示している。その貴重な実例を「夢判断」からいくつかとり挙げてみる。

「第一例。私は、自分がある論文の凸凹のある箇所を訂正しようと意図することを考える。 象徴;〈私は材木に鉋をかけている自分の姿を見る。〉」

「第九例。私はあることを考えているうちに、ふとその糸口を失う。どうにかしてもう一度それを見出そうとするが、手がかりになる点が全然失われてしまったことを認めざるをえない。 象徴;〈書物に印刷された文章の断片、最後の一行が抜け落ちている。〉」

例示はこれに留める。この指摘をうけて改めて振り返ってみると、同様の転換がわたしにも現れることはすこし努力すれば確認できる。つまり、眠りに入るとき、記号的思

考が形象的（心像的）思考へするりと転換することは本来は誰もが経験しているごくふつうのことなのだ。コロンブスの卵と云ってもよい。

　ここでわたしたちはまた、重大な問題に出会っている。すでにわたしたちは、眠る心が環界にむかって融和的・統合的であり、これはめざめた心が環界にむかって配慮的・識別的・対立的であることと対称的・相補的だと見てきた。このことに形象的と記号的ということがどう対応するのだろうか。言い換えれば、思念の形象化（心像化）とは、まさにこの「容認する」心、対立を融和・和解させる心が、必然的にとる形式と云えるのではないか。

　その通りらしい。そしてそこにこそ夢の重要性が潜んでいるのだ。

　ジルベラールはこの問題に対して、こう考えた。

　「（この心像化の過程で＝森山）何が起こっていたのだろうか。半睡状態のなかで、抽象的な考えが、私の意識の干渉なしに、知覚像─象徴─に取って代わられたのである。私の考えの抽象的連鎖は妨害された。私は非常に疲れたので、抽象的な形で思考を続けることができなくなってしまい、そのためより〈容易な〉思考の形式として知覚像が現われたのである。それは、激しく歩き回った後に腰を下ろしたとき経験される安堵にも比すべき幾ばくかの安堵を与えた。そうした〈像による思考〉は、普通の思考よりも努力を必要としないということが帰結する──１種の系として──ように思われる。」（A.リチャードソン著「心像」滝浦ら訳より）

　この文章上の「知覚像」を「心像」に訂正した上で、ジルベラールの言を要約してみる。第一に、眠る心は、めざめている心のこだわり・課題をけっして放棄せず、それを心像化という形で引き継ぐ。第二に、ここに現れた心像では、昼の抽象的思考では区別されているいくつかの判断が一つの姿に統合・融合されている。そして第三に、「像による思考」は「普通の思考」よりも努力を必要とせず、より容易なものであって、安堵感を与える。それは問題を一挙に了解・感得してしまう。

　つまり疲れはてて安堵を要する心が日中の抽象的思考を妨げ、より容易な努力を要しない形式として、別の系である「像による思考」を呼び出した、というのがジルベラールの実感であったし、その範囲で真をついている。

　さて重要な論は出尽くしたので、この辺でわたしもさし当りまとめをしておきたい。

　「めざめた心は環界と向きあい、識別的・顧慮的に働き、対象を認知してゆく。これに対し、眠る心は環界との融合・和解をめざし、類似と共通性とを軸に統合を図る形象化（心像化）作用により、事態を直観する。」

④夢の展開

考え（想い）の心象化が成立し、心像が自己運動を展開すると、わたしたちは夢の世界に入る。世界は融合的世界へと化し、心像が心像を呼び寄せる形で夢物語が展開してゆくのである。脳波上は、よりゆるやかなδ（デルター）波の群発と紡錘波という特有の連続波の出現で特徴づけられる「中等睡眠相」以降に入ってゆく。

ここで心像の自己運動とは、ある心象Aが類似・近接の心象Bを呼び寄せ、それがさらに類似・近接の心像Cを呼ぶ、ということがほぼ無限に連続するという形をとる。類似・近接が別の類似・近接を呼び寄せるのだ。ただしここでの主役はあくまでも「類似」であり、「近接」は従にとどまることを注意しておきたい。こうして、めざめに至らぬ限り、類似を軸にした心象界の連鎖のあそびが無限に展開され続ける、と考えてよさそうである。

この夢の展開を、埴谷は「疑いを失う」こととしてこう述べる。

「私達は、夢のなかで、殆んど疑いを失ってしまう。微かな疑いを覚えることはあっても眼前に現れるあらゆる事物は忽ちに肯定されてしまうのであって、そこに不思議な事物が殆ど脈絡もなく次々に現われ、繋がり、展開してゆくとしても、それらはついに不思議ではないのである。自覚も反省も判断力もその僅かな兆しをそこに示さないわけではないけれども、絶えざる連続性をもって展開される事物のかたちを前にして、それらは忽ち働かなくなってしまうのである。夢とは、そのような不思議さの喪失、偶然と偶然とによってつながれた無限の連続性、絶えざる自己の登場、恍惚、悲哀、恐怖など原始の感情の強さなどの要素によって構成された一つの世界であって、それは、一見、白昼の思考から判断の徹底性にまつわる諸要素を取り除き去ってしまったあとの単色の世界であるかのごとく見える。」（「夢について」）

夢は眠りと云う融合的世界を実現する過程であり、無限の肯定の世界であって、不思議な事物が脈絡もなく現れ、展開していっても不思議ではない。或る場面から他の場面への転換は、偶然の突発的な出現により、こうした「偶然と偶然とによってつながれた無限の連続性」が続いてゆく。自己が絶えず登場し、恍惚・悲哀・恐怖などの原始的な感情にともなわれ、わたしたちはそれを疑念もなしにそのまま容認してしまう。埴谷はこうして、夢では「自覚・反省・判断力」の兆しはあっても作動せず、白昼の思考から「判断の徹底性」を取り除いた単色の「全肯定」の世界のように見える、と云うのだ。

だが、果たしてそうだろうか。ここでわたしは、埴谷への若干の疑問を抱く。そもそも、夢光景は決して「脈絡もなく」次々とあらわれるわけでなく、類似という繋がりをもつ。また全肯定に見える夢世界はそれほどお人好しではなく、本質的に全肯定ではなくて、対立・識別をめざす「目覚め」の心を常に忍ばせている。そもそもこの夢の場面

転換ということの裏に、実は当該の心像が求められている課題に妥当に答えているか否かの判断がひそんでいて、それが（他のより重要な刺激が到来しない限り）納得のいく解決をえるまでは、この場面転換の追求を要請し続けるのではないか。或いはまた、眠りの中に目覚めを忍ばせていなければ、そもそも「眠りから目覚める」ことは不可能になるのではないか。埴谷は、夢では「自覚・反省・判断力」の兆しはあっても作動しなくなると云うが、実はその「兆し」は結構生きていて、時に応じてその有効性を見事に発揮するのではないか。

　こうした問題を、埴谷自身が引用する、ハヴェロック・エリスの記載した極度にスリリングな夢の例を通して点検してみよう。

　「或る婦人がある歓待に出席する夢を見た。この歓待は変転して、一婦人が座長の宗教再興の集会となり、喧々諤々たるものとなった。ところが、会場の真下に地獄のあることが急にわかった。座に列せる一婦人は、その情景に心を傷むることあまりに甚だしく、一つの水溜めのなかに身を躍らせて溺死してしまった。その遺骸は後刻一労働者によって熊手で引き揚げられた。夢を見ていた本人は、こうした悲しむべき事件に心も打ちひしがれて、自殺以外にとるべき道はないと感じた。溺死せんものと覚悟して、海中に身を投げようと、小高き丘の上の灯台に足を運んだ。海はこの上もなき緑の色をたたえ、限りなく美しく心をそそったが、躍りこむ勇気はなかった。まず豊かな食事を摂れば勇気が湧くかもしれぬ、と彼女は考えたのである。そこで会場へ立ち戻って、会の座長をしていた婦人と一緒になった。二人が食卓につくと、羊の焼肉を盛った皿が出てきた。しかし、食べているうちに、急に二人は互いに分かったという顔をして相手を見た。二人は、先に溺死して熊手で水中から引き揚げられた婦人を食べていることに気がついたのである。」（同）

　このいわば息詰まるような恐怖譚の夢は、宗教への深い疑念に基づいている。脳波学的にはそれこそ「逆説睡眠」相で展開されると云えよう。この中で、切迫した場面転換の一こま一こまに現われる光景は、宗教の本質をめぐるジルベラールのいわゆる「自動象徴的代用物」に相当すると見ることができる。この恐怖譚の物語展開が語っていることは、一つの象徴図はそれが夢見ている本人に納得されきれない限り、次の新たな象徴図を求め、それを引き出そうとし続ける、というあくなき心のこだわりの過程である。最後に、夢見る本人にとって決定的と一応納得のゆく象徴図が現れるまで、この過程は延々と続くと思われる。

　この意味で、夢とは、「形象」（心像）を通しての思惟・想念の展開であり、推理の連続である、と捉えることができる。

実は、夢の中にそれを歪曲し、検閲する対抗的な目覚めの心性が存在していることに注目したのはフロイトだった。彼は1895年夏、「夢は願望充足である」ことを発見して欣喜したが、それはさまざまな「解釈」の苦労を経た上であり、解釈が必要なのは、夢の「願望」が大人では常に「歪曲」されているからだ、と彼は考えた。

　「願望充足が識別しがたく、偽装している場合、そこには願望を充足させまいとするある心の動きが存在すると考えざるをえない。こういう心の動きの反抗によって、願望はすなわち歪曲されて夢の中に表現される。」（「夢判断」）

　この願望充足を妨げようとする力は、権力者による文書の検閲行為に似ており、そこからフロイトは夢歪曲は「検閲」だという。無意識の願望を別な無意識の心が検閲しているというのだ。そしてここにフロイトは、心の「**一次過程と二次過程**」という重要な対立を発見した。

　「そこでわれわれは、夢の形成者として個々人におけるふたつの心的力（流れ、組織）を認めてしかるべきであろう。そのふたつのうち一方は、夢によって現わされる願望を形成し、他はこの夢の願望に検閲を加え、この検閲によってその表現の歪曲を強制するのである。」

　この発見が精神分析誕生の端緒となった。ここでフロイトは、眠りの融和的心性（一次過程）の流れに、識別的な「目覚める」心性が、「検閲」する心性（二次過程）として必然的に忍び込んでいることを強調しているのであり、そこがまさに重要な点になる。

　その重要さのゆえに、ここでフロイトをもう少し深追いしてみたい。彼はさらに、具体的な「夢の作業」の点検に入り、「夢作業」が基本的に「**圧縮**」と「**移動**」の二つからなると主張する。その第一に重要なのは「圧縮」である。

　夢の内容は簡単なのに、その含む思想が巨大なのは、そこに圧縮の作業が入りこんでいるからだ、と彼は云う。夢で、ある人物Aは実はBでもありCでもある、というよくある事態は、夢中の心象が、必ずある共通点を通じていくつかの心像を結合させている。これが夢作業の中でも最も重要なものだと彼は云う。

　「非常に面白いのは対立および否定の範疇に対する夢の態度である。これらの範疇はまったく無視される。夢にとっては〈否〉ということは存在しないように思われる。夢は奇妙に好んで対立物を統一している物にしてしまうか、あるいはひとつのもので表現するかする。」「ところで夢形成の機制は、これら論理的諸関係の中のただひとつの関係だけはこれを実に見事に実現する。それはすなわち類似性・合致性・接触・〈ちょうど———のように〉であり、夢はこの関係をほかの関係とは打って変わって実に豊富な手段によって表現することができる」。

夢の仕事は、「対立や否定」を無視あるいは止揚し、逆に類似・合致・共通性を見事にすくい出す。こうした眠りの想念の弁証法的機能をフロイトは見事に取り出している。

　こうして心像の継起的転換として夢は流れとしてあり、しかも単調な流れでなく跳躍（エラン）的かつリズム的であり、ある想念の真実を究めつくそうとする。ところで、この流れに対し第二の流れが潜み、心像的流れを歪めたり、実現を阻もうとしたりする。この第二の流れをフロイトは「夢の歪曲」と見て、夢の検閲作業と捉えた。この検閲作業の中心は「**移動**」で、これは本来は主役である夢思想の或る部分を、わき役に移してしまう。

　「夢の作業にはある心的な力が働いている。そしてこの力は、一方では心的に価値度の高い諸要素からそのエネルギーを剥奪し、他方では──価値度の低い諸要素を変じて新しい・価値ある諸要素に作り変える。そしてこの新しい諸要素が夢内容中に入ってくる」

　このように彼は、夢の流れのただ中に、相抗する二つの「力」を見出し、「一次過程と二次過程」という相対立する過程を想定した。この重大な発見はだが残念なことに、第一の流れに「願望充足」の名が付けられ、第二の流れに「検閲」の名が与えられることにより、自然的「心」の世界に近代的利己性や政治を持ち込むことになり、正直のところ問題が極端化され、近代主義的な歪曲を受けてしまったのである。

　そのためわたしは「一次過程と二次過程」の拮抗を、フロイトの概念には従わず、端的に、「**環界に融和的な眠る心の心像化の流れ**」と、それに対し「**環界に配慮的・識別的な、記号言語の成立する目覚めの流れ**」との拮抗と捉えることにする。眠りと夢においてはまさに前者が主流であり「**図**」であるとすれば、後者は傍流で「**地**」的であり、目覚めと共に両者の地位は逆転する。そしてまた前者は**跳躍**（エラン）**的**・リズム的な閃きにより、後者は**持続的**であって、これにより心の流れの跳躍的持続性がもたらされ、これは推理的流れとして問題の疑念が一旦落着するまで続けられるのだ。

---

**〜〜 バックナンバー・定期購読のお申し込みは下記のいずれかの方法でお願いいたします。〜〜**

★お近くの書店を通して『精神医療○号』（発行：批評社）とお申し込み下さい。
少々お時間がかかりますが、間違いなくお手元に届きます。
★直販でお申し込みいただく場合は、ハガキ又はファックスにてお願いいたします。
代金は後払いで、すぐに本をお送りいたします。なお、送料は別途ご負担いただきます。
お申し込み、お問い合わせは下記事務局まで。

『精神医療』編集委員会事務局：〒190-0022　東京都立川市錦町3-1-33　にしの木クリニック内
Tel.&Fax. 042-524-7566　e-mail tachikawa-ss@nifty.com

●事務局の担当者が不在の場合もございます。
その場合、FAXかEメールをいただければ、事務局より折り返しご連絡いたします。

**コラム**

# 今、高等学校で求められる支援

## 富島喜揮

Tomishima Nobuki
四国学院大学

　文部科学省が、児童生徒が呈する問題や課題が複雑多様化する状況に鑑みて、義務教育にスクールソーシャルワーカー（以下、SSWer）を配置して10年を迎えることになる。この間、多くの研究者や実践家が、ソーシャルワークの効果的な活用と定着に取り組んできたが、いまだ試行錯誤の段階であり、学校でのソーシャルワークの普及と定着は果たせていない。

　とりわけ、急速な生活圏の拡大とそこで出会う多様な価値観から、アイデンティティを獲得しなければならない時期の高校生に対しては、ニーズに応じた適切な支援が必要であるにもかかわらず、SSWer配置の取り組みは遅々としている。

　今日のような、複雑かつ多様化した価値観が錯綜する社会において、高校生がアイデンティティの獲得に困難を極めていることを考えると、環境との調整を図りながら支援を行うSSWerを、高等学校にも積極的に配置するよう取り組むべきであろう。

　そもそも学校は、140年近い歴史を持つ学制を背景に、教師中心の閉鎖的ともいえる社会である。しかし、1970年代前半に終焉を迎えた高度経済成長がもたらした生活の変化は、学級崩壊や校内暴力といった形で学校にも影響を与えることになり、教師による対応は限界を超えた。そのため、当時の文部省は、1995年にスクールカウンセラーを学校に配置することで対応した。その後も拡大する生活様式の変化は、多様な価値観を拡散することとなり、児童生徒が学校で見せる問題や課題は、環境との調整抜きでは解決困難となり、2008年のSSWerの配置となる。SSWerの登場は、当時、学校で大きな問題となっていた「いじめ」や「不登校」など、社会との結びつきが強

い事象の問題や課題の解決に、社会福祉の専門知識と技術を持ち合わせた専門職として活躍が期待された。確かに、児童生徒が、学校で安心して豊かで健やかに育つことができれば、それに越したことはない。

しかし、SSWerを活用した支援に対しては、いくつか懸念することがある。それは、問題や課題解決の指向として、まずは児童生徒を学校に来させることに取り組みの主眼が置かれていることである。結果、問題意識の低いSSWerは、教師の依頼を受けて児童生徒を学校に来るよう働きかけたり、時には精神科のクリニックにいとも簡単に紹介したりする。そのことは、ある日の講演後、精神科クリニックの精神保健福祉士（以下、PSW）が私のもとにやってきて、「なぜSSWerは、簡単に子どもを精神科クリニックに連れてくるのでしょうか」と言った言葉に象徴されている。

次に、SSWerは、ソーシャルワーク専門職とされているにもかかわらず、現状としては、制度の歴史が浅いことや教育関係者がソーシャルワークを理解していないことが関係してか、学校での相談支援の経験があればSSWerとして採用されるということである。初等中等教育局児童生徒課「学校における教育相談体制充実に係る連絡協議会」資料によれば、2016年度に採用されたSSWerの保有資格状況は、5割強が社会福祉の資格を持

たない者である。また仮に、社会福祉に関する資格を持つ者であっても、5割強が社会福祉士となっており、メンタルヘルスに精通するPSWに至っては3割強である。

再び、高等学校に焦点をあて、懸念することについて述べてみたい。

メンタルヘルスに疎いSSWerでは、思春期である高校生の心性の理解に富み、環境との調整を図りながら高校生のアイデンティティの獲得に向けた支援を行うのは難しいのではなかろうか。ただ、誤解を避けるために申し添えておくと、PSWのみがメンタルヘルスに精通しており、他領域の専門職はメンタルヘルスに無理解ということを言っているのではない。しかし現状は、メンタルヘルスの問題や課題は精神科領域に深く関係するもので、精神科領域に疎いSSWerは、高校生の対応に苦慮している。そこには、精神疾患に関する知識と経験の不足、PSWが有する価値の理解不足が横たわっている。

非難を恐れず敢えて言わせてもらうと、メンタルヘルスに疎いSSWerの支援の結果は、安易な精神科受診と安易に受診させられたことによる本人や家族の後悔と傷つき体験、また診断名がついたことによるマニュアルどおりの指導とラベリングが残るだけである。

SSWerに期待するものは何か。それは、困り感を抱く高校生が、豊かになるための教育であり、健やかに育つための環境

づくりである。決して、学校の困り事を解決するだけのものではない。さらに言えば、生徒を教育の対象として指導するのではなく、様々な体験を通してアイデンティティの獲得に苦悩する一人の若者として、何よりも心性を理解したうえで支援をすることであろう。結果以上に、生徒が自らの力で困難に取り組むプロセスを重視することが大切なのではなかろうか。

SSWerの役割を説明するにあたり、「人と環境の調整」という言葉が良く使われる。この言葉を再考してみる。環境を、本人を取り囲む物的・人的環境と静態的にとらえるのは、近視眼的すぎて、一方的な問題解決に終わってしまうおそれがある。PSWの価値に「人と状況の全体性」がある。人は、社会との全体的な関連の中で生きており、そこには必ずと言ってよいほど、環境に影響を受けるこころの問題がある。また、調整は、単に形を整えるということではなく、何はさておいても、困り感を抱く高校生が納得できるものでなくてはならない。

言われれば「ごもっとも」であるが、多くの場合、SSWerは、一人で業務をしなくてはならないこと、また、学校が権威構造で成り立っていることを考えると、必ずしも言われることができることにはなりえない。下手をすると、PSWが、本人不在のままことを進めたことで、本人を入院に至らしめた「Y問題」の学校

版になりかねないと危惧するのは大袈裟であろうか。

SSWerが、高等学校の中で専門性を認められ、如何なくソーシャルワークによる支援を行うには、課題山積である。それは、優先順位を付けられるものではなく、取り掛かれるものから早急に取り組むべきものである。まずは、労働条件の改善が考えられる。全国的に見ても、常勤雇用のSSWerは数えるほどしかおらず、多くが嘱託職員である。これでは、生業としてSSWerになろうという者も現れないであろう。乱暴な言い方ではあるが、「安かろう、悪かろう」を地で行っているようなものである。次に、スクールソーシャルワークの質の担保である。現状では、明確な業務指針が示されておらず、高校生の世話なら何でもありである。たとえそれが、ソーシャルワークによるものであろうと、なかろうと関係ないのである。辛辣な言い方をすれば、何であれ、兎に角、やった者がありがたがられるのである。親切心と体験に基づく経験主義的な支援から脱却し、専門性に基づいたソーシャルワークを行うには、業務指針の策定とソーシャルワークにアイデンティティを持つ専門職の配置に徹するべきである。加えて、高校生の心性に寄り添った支援を展開するために、SSWerは、今以上にメンタルヘルスの知識と技術を習熟すべきであろう。

ちなみに、一般社団法人日本ソーシャ

ルワーク教育学校連盟が運営する、スクール（学校）ソーシャルワーク教育課程認定事業において、社会福祉士が課程を履修する場合は、『精神保健の支援と課題』、いわゆる『精神保健学』を習得するよう指定しているのはそのためである。

2014年、時の政府は、子どもの貧困対策に絡めて、2019年を目標にSSWerを10,000人に増やして全国の市区町村に置くと発表したが、見通しはそれほど明るくない。ましてや、数の増加に伴う質の低下は、現状を考えると避けることはできないというのが実感である。

苦悩しながらも、学校に通う高校生のことを考えると、そうそうのんびりしているわけにもいかない。

---

次号予告 **PSYCHIATRY** 第92号
●特集＝**拘束**
［責任編集］阿保順子＋中島 直  2018年10月10日刊行予定

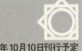

　身体拘束が話題となっている。拘束中の死亡事故が訴訟になっている一方で、転倒によって生じた外傷が拘束しなかったことによるものであるとして、家族等から病院を訴えた裁判もある。病院の側からすると、拘束してもしなくても責任が問われるという状況が生まれている。精神病床で拘束が急増している背景には、特に強制入院を中心とした精神科救急医療の浸透、認知症を中心とした高齢者入院の増加、身体合併症に対する治療などがあるだろう。例えば高齢者施設では拘束が制限されていることから、「拘束が必要なら病院へ」という流れがある。身体科病院でも拘束はあるが、それが忌避されると精神科に転院・転科となることがあり、身体合併症の問題と関連してくる。また、拘束に対する医療者の意識の空白化があるのかもしれない。

　拘束は精神保健福祉法で認められているが、もちろん無制限に行ってよいわけではない。本人の苦痛や、人権問題との観点も重要であるが、致死的なものも含む種々のリスクを生むことも知られている。技術としての精度を上げる努力という視点も、たしかにあり得る。しかし、そうした視点は拘束それ自体の問題性を見えにくくしてしまうだろう。また、薬物療法が「化学的拘束」であるという批判がある。本質のところでは否定し得ないが、一方で、薬物療法なしでは精神病の治療はもちろん、周辺症状を伴う認知症高齢者のケアも考えられないのが実情である。この現実に立脚しながら、今回の特集では、拘束についていろいろな側面から切り込み、問題を浮き彫りにしたい。

【目次】［巻頭言］…阿保順子／【特集】［座談会］精神科病院における拘束…長谷川利夫＋岡崎伸郎（本誌編集委員）＋阿保順子（本誌編集委員）＋（司会）中島直（本誌編集委員）／［論文］加藤真規子／竹端寛／中島直／小藤幹恵／石川秀也／有本慶子／【連載・コラム・書評】［視点］52「日精協のアドボケーターガイドライン」…原昌平／［コラム］…知名純子／［連載］異域の花咲くほとりに・8…菊池孝／神経症への一視角・5…上野豪志／精神現象論の展開・4…森山公夫／［書評］『あたらしい狂気の歴史——精神病理の哲学』（小泉義之著、青土社）…浅野弘毅／［紹介］『保安処分構想と医療観察法体制——日本精神保健福祉協会の関わりをめぐって』（樋澤吉彦著、生活書院）…高木俊介／［編集後記］…中島直

**書評**

# 『社会的入院から地域へ
—— 精神障害のある人々のピアサポート活動 』

加藤真規子（特定非営利活動法人こらーるたいとう代表）著［現代書館／2017年9月刊］

# 砂道大介

Sunamichi Daisuke
陽和病院

　病院の看護師がどのように「地域」と関わりを持ち、どのように繋がりを持つことが必要だと感じているかを書評と併せて掲載してほしいという動機付けをされて本書を手にした。実際に読み進めているうちに、病院の職員として何ができるかを考えさせられた。

　実際の活動を通して語られ紡がれる体験者との様々な繋がりに、私たち看護師ができることはその活動を遮らず、協働して教えてもらうことではないかと感じた。病院という所は辛いときに一時的に利用する場であり、生活を続けていく場ではないことを日常的に意識して可能な限り地域生活と乖離しない入院治療の方法や環境を選択することが望まれる。権利擁護の観点からも不自由さが当たり前になってはいけないことなど［第六章　地域移行・地域定着支援活動でかかわった仲間の体験——あたりまえに地域社会で暮らしたい——　第1節仲間の体験］を読むと気付くことができる。病院内では得られない体験や感情が記されていることは、私たちに新たな気づき、若しくは改めての気づきをもたらしてくれる。

　一方で病院内に働く職員は日々努力していることを忘れないでほしいとも思う。「その人らしく」とはなにかを最近よく考えさせられる。看護師は退院後の生活をイメージして入院中の援助を実施しているが、限界があるのも事実である。精神障害をもつ一人ひとりに多くの援助者が係わり、感情を交換して多角的な援助をすることが「その人らしさ」を取り戻す一助であると再認識させてくれた著書であった。そして、精神障害のある人々の力が強いものであることが語られている著書であった。私たち病院の看護師は様ざまな支え「手」と知り合い、病院内だけに視野を留めることなく、地域で生活する人としての視点も持ちつつ連続性がある係わりを行うことが重要であり、意識してい

かなければいけないことだと感じた。

　そこで、実際に退院支援をおこなってきた病棟師長である桑野祐次氏に依頼し、「病院と地域のかかわり」を看護師の立場として体験に基づき、病院内でも起こりえる"温度差"の認識と今後の看護師として何が必要とされているかを共同書評を通して感じている"温度差"が何かを確認し、今後の援助につなげたい。

## 桑野祐次

Kuwano Yuji
陽和病院

　私は精神科リハビリテーションを推進している病棟で、患者との関係性構築を重視したプライマリーナースの個別的支援と病棟独自に開発したリハビリテーションプログラムを実践することで、主に長期在院の統合失調症患者の地域移行に携わっている。

　こらーるたいとうの加藤氏からは、当病棟への友愛訪問活動を通じ、これまで約14年個別的退院支援も含めご助力頂いている。毎月、定期的に代表である加藤氏と共にピアサポーターの方々が病棟を訪問し、入院中の患者と分かち合いと称した交流会を行っている。我々医療スタッフがどれだけ机上で知識を深め患者に向き合い物理的・心理的距離の接近に注力しても、目の前の患者の心の悩みや苦しみをそっくりそのまま理解することは難しい。それは、例え家族であってもそうだと思う。しかし、当事者の専門家であるピアサポーターの発する一言には体験した者ならではの確かな重みがあり、入院中の患者も少なからず共感を示す場面がある。当病棟を退院し友愛訪問活動に同行したOBがピアサポーターのメンバーとして訪問した時もあった。参加した患者にとっては自分の少し先を行き、実際に社会参加をしているメンバーは自分の目標となる。手の届く目標であるからこそ、自分に引き寄せて考えられ、"腑に落ちる"体験が出来ると思う。OBもエンパワメントされたのは言うまでもない。他方、医療スタッフ主導のその他のリハビリプログラムが、病院・病棟内に感染症が大流行するなどの事態を除けば間違いなく開催が確実な一方で、友愛訪問活動はピアサポーター故に調子が良くないこともあり、その時は訪問活動も休止となる。その辺りも、ある意味リアルであると言える。

　入院生活は、とりわけ長期在院の患者で構成される慢性期の病棟では、入院している他の患者や多くの医療スタッフといった他者と営む集団生活である。集団の秩序を統制

書評◎加藤真規子著『社会的入院から地域へ──精神障害のある人々のピアサポート活動』

し安全を保持するためには、一定の規則が必要となる。それが、高じれば管理的な要素の濃い、個人のプライバシーなどは軽視される環境ともなりかねない。精神科での閉鎖病棟や隔離室のみならず、開放病棟の場合でも、安全管理上の目的から様々な場所に鍵がかけられている。また、トラブルや不利益を予防するために、金銭や嗜好品などの管理を医療スタッフが行うケースも少なくない。保護され管理される事により、患者は大きな失敗は避けることはできるが、一人の成人として負うべき責任を問われる機会も失うことになる。

　また、陰性症状が優位で病棟では目立たないタイプの患者は、注意されたり批判されることもない代わりに、関心を向けられる事も少ない、という現象がおこりえる。こうした環境で過ごす期間が長引くほど、自分の人生に対する関心や希望を喪失し、退院しようという意志すら持たなくなってしまう。看護師は、このような環境下にある患者に対して意識的に関心を向け、気に掛けていることをメッセージとして伝える必要がある。このような、閉鎖的環境が一つの原因として引き起こされる代表的な現象である施設病を加藤氏も著書で取り上げている。アメリカの社会学者であるE・コフマンは刑務所、精神科病院、軍隊、寄宿舎などを例に多数の類似の境遇にある個々人が一緒に相当期間に渡って、包括社会から遮断されて閉鎖的で形式的に管理された日常生活を送る居住と仕事の場所を全制的施設（total institution）と言っている。このような全制的施設で長期間過ごすうちに、患者だけでなく、医療スタッフまでもが個性や意欲を奪われ、その施設だけで通用する独特の習慣を身に付け、その結果、その施設でしか生きられなくなる事が起こる。このような状態で退院した患者は地域での生活には上手く馴染むことが出来ず、短期間のうちに入退院を繰り返す回転ドア症候群と呼ばれる現象を引き起こす。今日、平均在院期間の短縮や、地域精神医療への移行が重要視され、早期介入、早期治療の実現と相まって、これまでのような長期入院者の数は減少傾向を辿ると予想される。しかしながら、退院後の社会資源の充実とその積極的活用への支援が同時に行われない限りは、入院施設以外の全制的施設が新たに生み出され、施設病と同じような現象が発生しかねないという事を看護師は十分認識しておく必要がある。

　今回、加藤氏の著書を拝読させて頂き、病院の病棟スタッフと地域の支援者との連携について再考した。ここで改めて、"退院する"ということを換言してみたい。病と障害の併存と言われる精神科疾患は、慢性的に経過することが多く、医療のみでなく福祉サービスを必要とする。精神障害者の回復の支援にあたっては、彼らの持つ症状や脆弱性などマイナス面に着目するのではなく、そのような特徴を抱えながらも、これまで生き延びてきた患者のレジリアンス、回復力や、過去ではなく将来的な可能性に目を向け

るといったプラスの面に着目する視点を大切にしている。その人が望むその人らしい生活の実現のために、"その人らしさ"と"生活の個別性"を追求し、退院がゴールではなく、地域移行と定着、そして再発防止までの包括的大プロジェクトである。支援するスタッフは勿論、院内外の多職種で構成される。地域は患者が病に罹患した正にその場所ではあるが、入院患者は、"地域で生活してきた人"であり、"退院して地域で生活する人"なのである。また、入院治療は患者にとっては、地域生活の中の一つの出来事にすぎないはずである。

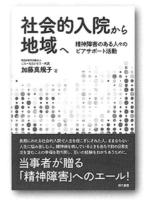

現代書館
定価（2200円＋税）

　本書の一節に、「病院の職員は地域の社会資源を信用することができない。地域の社会資源で働く人々も経済的にも時間的にもゆとりがない。だからなかなか両者は出会うことがない。両者をつないでくれるのが、患者さんへの支援であるはずだ。」とある。縦割りになりがちな病院内組織であるから、尚一層のこと多職種の横断的な連携が求められる。多職種がフレキシブル且つスムーズに協働するために必要なことは、まずは自分自身を理解することでなかろうか。自分の力量を知り、性格を知り、看護師として出来ること、出来ないこと、役割を知ることから多職種との連携が始まると思う。そして他職種の業務を理解すること、いつでも連絡が取りあえる関係を作ること、同じ土俵に立つことが、院内外でも共通した多職種連携における、大切なポイントだと思う。

　退院支援が膠着しているケースや入退院を繰り返しているケースでは看護師が抱え込んでしまっていることが意外に多いのに気付く。他に利活用できる福祉・医療サービスの資源に繋ぐという視点に乏しいのではないか。一方、他職種に比して患者の一番悪い状態のときを看ている、というポジティブな点もある。言うまでもなく看護師の強みは医療的なアセスメントが出来ることである。これを一方の軸足とし、もう一方の軸足を地域に、"白衣を脱いで"一人の生活者としての視点も踏まえて、同じく生活者である患者が暮らす場所に実際に足を運んでみてはどうか。そうすることで患者の新たな社会性の一面などを発見することもある。患者が地域移行するに際し、顔の見える関係以上に膝を突き合わせる関係で、ケースに応じて誰がどのようにイニシアティブを取るのかを見極め、役割と目的を明確にしつつも病棟と地域を白黒に分けるのではなく、これらのバランスを上手く取っていくことが肝要だと考えている。

### 紹介

# 『私たちの津久井やまゆり園事件
## ——障害者とともに〈共生社会〉の明日へ』
堀利和編著［社会評論社／2017年9月刊］

# 高岡 健

Takaoka Ken
岐阜県立こども医療福祉センター発達精神医学研究所

　津久井やまゆり園事件（相模原殺傷事件）をめぐる論点は、いくつかの部分にわけることができる。本書の編者の言葉を用いるなら、第1に、「重度知的障害者に施設は必要か」。第2に、「精神障害者・措置入院者に警察関与の監視体制が必要か」。

　第1の論点については、同じ家族会の中にも、「施設から社会に出て生活していくべきだ」（平野）という意見と、「あそこ〔津久井やまゆり園・引用者註〕へ一度帰してください」（尾野）という意見との対立がある。また、「多様な形をみんなで探る」（岡部）という考えもある。第2の論点については、「措置入院という社会的障壁」（池原）が強化されようとしていることへの反対や、「精神科病院からの地域移行」（山本）の現状と課題に関する指摘と同時に、「殺された障害者と措置入院歴のある容疑者の双方の実存に思慮した見立て」（桐原）の難しさに関する言及がある。すなわち、この難しい見立てによってはじめて、複数の障害者団体と連帯しての記者会見が、可能になったのだという。

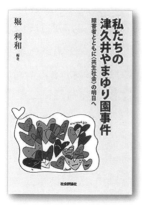

社会評論社
定価（1800円+税）

　それ以外に、「思想犯」（堀）という論点についても書かれている。ライシャワー事件を、日本政府やマスコミは、犯人が統合失調症の患者であったがゆえの事件として扱い、彼の反米右翼「思想」は隠蔽された。相模原事件では、どうなのか。加害者には、安倍政権が「崇高」な政治に映ったに違いない。優秀な大和民族にとっては、重度の知的障害者はあってはならない存在となる。そういう優生「思想」を隠蔽するため、政府与党は、「精神障害者＝措置入院者」ゆえの事件として扱い、精神保健福祉法の改悪を画策している。加害者以上に卑劣だ——。

　この第3の論点についての深化は、相模原殺傷事件を考える上で、不可避の課題として残っている。